LE GESTE ET L'ESPRIT

YVES POULIQUEN
de l'Académie française

LE GESTE
ET L'ESPRIT

LA NOUVELLE ÈRE DE LA CHIRURGIE

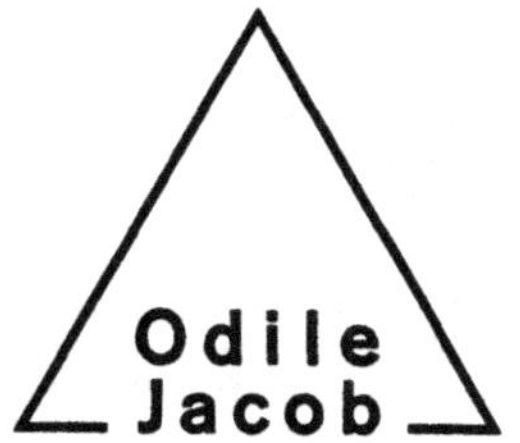

LA DERNIÈRE SÉANCE

Combien ont-ils été de milliers de patients à me faire face de la sorte, dans l'attente d'un miracle que la science a rendu possible ? Recouvrer la vue ! Cette fois encore, en l'absence de quelque incidence diabolique, cet œil, que je vais ouvrir, reverra à l'identique, ou presque, ce qu'il voyait autrefois. Mais cette fois est aussi pour moi la dernière, car j'accomplirai là mon ultime geste de chirurgien.

Le globe, aux lignes parfaites, s'illumine de reflets sous la lumière axiale du microscope. L'acte semble cruel mais les règles qui le commandent sont rigoureuses. La réussite de l'opération se signale par son apparence esthétique. La plaie, discrète, doit paraître invisible. Une fois encore, inciser, sonder, soustraire et remplacer des tissus, intervenir sur le plus fragile et le plus précieux des organes. Une fois encore, retirer le blépharostat, appliquer antibiotique et cortisone, préparer le pansement. Une fois encore, annoncer à l'opéré, d'un ton apaisé : « Comme je vous l'avais promis, tout s'est bien passé et vous n'avez, je crois, rien senti. » Quelle sera, cette fois, la réponse ? Un acquiescement réjoui, empli de lucidité ? Un borborygme inintelligible, miné d'inquiétude ?

Il me reste à écarter le bras du microscope, à dégager la tête du patient que l'on reconduira dans sa chambre, à me dévêtir de la casaque de papier bleu jetable, et à la jeter dans le sac qui l'attend, à la suite de la paire de gants de « sept et demi » dont je ne sentirai jamais plus le glissement talqué sur mes doigts. Est-il beaucoup d'autres métiers où l'on se dépouille ainsi de ses emblèmes, habits et couleurs, outils et instruments, au moment de s'en retirer ? Les artistes et les artisans, les clercs et les soldats connaissent ce rituel du renoncement. Or la chirurgie réclame aussi, à sa façon, créativité et ingéniosité, foi et discipline, toutes ces formes d'engagement que l'on nomme l'esprit.

Il y va donc de ma dernière séance opératoire ou, si l'on veut, d'un tour de clé final à l'atelier, d'une ultime communion liturgique, d'un salut définitif au drapeau. Comme pour le chef d'un orchestre de chambre appelé à se séparer de ses musiciens, une grâce singulière a animé d'une émotion native ces simples actes, répétitifs autant que stéréotypés, liant chacun des interprètes à une partition précise dont l'exécution ne sera plus reprise. Puis, tout à l'heure, comme pour l'acteur qui fait ses adieux à la scène, les feux s'éteindront, à la différence que ce ne seront pas ceux de la rampe mais du bloc.

Nulle tristesse ne m'habite cependant. Cet instant, je l'ai voulu, choisi et arrêté en pleine connaissance de cause. Après l'Hôtel-Dieu, et un premier départ, j'avais volontiers ajouté une libre saison à ma longue pratique hospitalière. Je n'ignorais pas alors que le temps, ce conseiller souvent discret de chaque homme, brossant par touches successives son chemin, disposant patiemment ses traces et lui laissant deviner ses bornes, pouvait se métamorphoser sans prévenir en un brutal couperet. Mais il y avait tous ces malades dont j'avais pu alléger le sort et tous ceux, aussi, qui m'avaient aidé dans ma tâche. Il y avait enfin la nécessité de transmettre un peu plus encore, et à un plus grand nombre, le savoir et l'expérience accumulés en quarante-cinq années d'intenses recherches. Je n'étais donc sorti de l'exercice que pour mieux y revenir et le parfaire sur le mode du répit.

Aujourd'hui, pourtant, ces raisons s'effacent devant un nouvel impératif, non pas qu'elles vaudraient moins ou, pis, que la main tremblerait, que la tête ferait défaut et qu'il faudrait se satisfaire de séniles et fragiles vanités. Mais le temps sait aussi inviter, parfois, à ce que l'on tranche soi-même, par-delà le déchirement et la contrariété, le dilemme de la passion et de la raison. Ma vie durant, j'ai toujours joué de mon art dans l'égal souci de ne jamais faillir et, en un étonnant mélange, la gratification et le doute n'ont cessé de faire vibrer mes jours. Toutefois, l'heure n'a pas manqué de survenir où la décision d'interrompre une action, encore chargée de promesses, ne dépend plus du rapport aux autres mais s'impose dans le tréfonds. Aussi, à l'instar de tout choix douloureux, suffit-il d'une opportunité parée de cent facettes, de se saisir d'un prétexte, pour assumer ce que l'on n'osait guère affronter. Que le recours offert par la vie soit heureux, qu'un nouvel état aide à supporter le deuil d'un talent que l'on pourrait ne pas abandonner, et il s'agit alors de ne plus tarder. Ce que j'ai fait.

Au moment de quitter à jamais cette salle d'opération, et plutôt que l'apparente gravité de la circonstance, affleurent en moi les divers épisodes de ma carrière depuis la toute première fois où j'en ai franchi les portes. Que signifie pour celui qui opère de courir tous les risques, à chacun de ses gestes, en acceptant d'ouvrir un œil ? Que signifie pour celui qui est opéré de confier à des mains étrangères, et inévitablement avec méfiance, cet œil souvent unique afin qu'il revoie ? L'un et l'autre sont en fait les protagonistes d'une aventure humaine, d'une conquête scientifique, et d'une révolution chirurgicale inouïes qui méritent d'être contées.

Mais lequel d'entre nous n'a jamais été pris de vertige face aux innombrables mutations que nos générations ont connues ? Du point de vue de la santé, il n'existe cependant guère de raisons de les regretter. Les conditions en sont devenues exceptionnellement avantageuses pour tout un chacun et il n'est pas d'instant où nous ne bénéficions de leur existence. Le monde de la chirurgie a particulièrement subi cette influence bienfaisante et ma discipline, l'ophtalmologie, a présenté une extraordinaire fécondité au cours de la seconde moitié du XXe siècle, dans un contexte de progrès à nul autre comparable. Un chirurgien, hier encore, abordait l'art de soigner en empruntant beaucoup à l'héritage de ses ancêtres, et utilisait leurs recettes tout juste améliorées. Les résultats qu'il obtenait, pour efficaces qu'ils fussent, ne pouvaient en aucune façon rivaliser avec ceux que nous offrons désormais à nos patients. Il avait pour ambition de restituer une partie des capacités perdues, ce qui n'était déjà pas si mal, mais non celle de restituer *ad integrum* une fonction disparue, comme on peut y prétendre aujourd'hui.

Néanmoins, et dans une certaine mesure, cette puissance relative du médecin d'autrefois lui conférait une dimension humaine incomparable. Il ne différait de son patient que par le savoir, l'outillage, et le fait d'oser, sans filet, des gestes réparateurs sur le corps humain dans un esprit d'humilité qui laissait place aux forces du destin. L'exacte appréciation des limites de ses méthodes, et la perception plus ou moins consciente qu'en avait son malade, l'obligeaient à compenser ce déficit par un discours aussi convaincant que rassurant. Mais ce discours tournait vite à l'entretien, à un dialogue qui les unissait tous deux, les rendait alliés, et les engageait à partager les succès ou les échecs d'une cause devenue commune. Quelle que fût l'issue de l'entreprise, le patient d'alors éprouvait quelque gratitude car, dans cet échange, était intervenue la réalité même d'une vocation, celle de porter secours à un être en détresse en dépit de moyens limités. Symboliquement, médecin et patient se présentaient dans ce face-à-face presque aussi nus l'un que l'autre, à l'image d'une humanité pour laquelle les mots, l'esprit si l'on veut, avaient un pouvoir égal à celui des actes, du geste si l'on préfère. Comment auraient-ils pu imaginer l'avalanche des inventions qui allaient transformer leurs vies, leurs savoirs, leurs mentalités à l'échelle d'une génération ? Quelle aurait été leur surprise à concevoir combien leur relation s'en trouverait modifiée ? Pouvaient-ils deviner que les avancées dont ils bénéficieraient tous deux, inespérées, les conduiraient paradoxalement au

relâchement de cette complicité dont le verbe
était le ciment ?

Aussi, sans plus d'hésitation, faut-il m'en
retourner sur mes pas, rallumer les lumières,
vous faire entrer à mon côté dans la salle, et
tenter d'y revivre avec vous cette page
d'histoire. C'est là sans doute la meilleure
façon, pour moi, de sceller la cérémonie des
adieux. C'est surtout une manière, pour vous
et moi, d'apprendre ou de réapprendre en quoi
l'esprit habite le geste, lui donne sens, en fait
l'une des plus belles illustrations de la condition humaine.

L'APPEL

Comment devient-on chirurgien ? De mille façons sans doute et certainement par vocation pour une part importante de ceux qui ouvriront le corps de leurs patients ; mais je ne croirai cette vocation-là authentique que si elle s'est forgée au contact d'un exemple ayant fait saisir au candidat tous les aspects forts, voire *a priori* dissuasifs, d'un métier qui en tout état de cause impose une relation inhabituelle, pour ne pas dire étrange, avec ses semblables. Je soupçonne que cette situation n'est pas la plus fréquente et que c'est le hasard des examens et des concours médicaux qui autorise le choix de la discipline, que l'on en ait la vocation ou non. Le désir d'être chirurgien, même exaucé par les succès universitaire et hospitalier n'est pas forcément corrélé à une disposition mentale et manuelle qui rende facile l'abord et l'apprentissage d'un métier exigeant beaucoup plus de qualités qu'il n'est généralement supposé. « Si ton fils est doué, tu en feras un médecin, s'il ne l'est pas tu en feras un chirurgien », vieil adage qui traînait encore pendant nos études et qui recelait le mépris que les médecins avaient longtemps porté aux barbiers-perruquiers. Ceux-là n'avaient acquis leurs vrais titres qu'avec l'aide de nos rois Louis XIII, Louis XIV et Louis XV qui avaient su en apprécier sur les champs de bataille le courage et l'invention, souverains à la perspicacité desquels nous ne rendons pas suffisamment hommage.

Est-il utile aujourd'hui d'insister sur les apports considérables de la chirurgie à notre vie moderne ? Ils résultent aussi bien de l'innovation technologique que de l'audace calculée des chirurgiens. Audace qui repose sur une forte disposition personnelle qu'il convient de ne pas extérioriser mais de transcrire calmement dans des actes dont on sait qu'ils déboucheront sur un tout ou rien dont l'on sera tenu pour responsable. Il n'est pas sûr que cette implication en son geste du chirurgien soit totalement perçue par celui qu'il opère. Si cela était, cet attachement souvent absurde à l'absence de risque que le malade postule en disant « cette opération n'est rien », spécialement répandu en matière de cataracte, ne serait pas aussi commun et si colporté par la rumeur ou les médias. Cette responsabilité dans laquelle s'engage le chirurgien n'est naturellement que l'une des variétés de la responsabilité médicale mais elle implique une dimension très particulière dans la mesure où elle concerne des actes dont l'efficacité suppose que l'on accepte, au travers d'une violence anatomique, un compromis fonctionnel satisfaisant. Ce qui reste fondamentalement différent de l'habituel acte thérapeutique qui suppose des vecteurs moins agressifs – même s'ils le sont –, et rarement générateurs d'accidents aussi spectaculaires, voire irrémédiables. Qui n'a vu mourir un malade sur la table d'un chirurgien ne peut supposer la plaie qu'en traîne le responsable indirect et le doute qu'elle installe pour un temps dans ses manières de faire.

Or c'est dans cet univers que va entrer le candidat. Certes, la cérémonie préparatoire du lavage des mains, l'habillage assisté avec la célèbre casaque verte, l'entourage des accortes panseuses, l'ambiance propre aux salles d'opération que les télévisions aiment à retransmettre dans leur réalité ou leur fiction, la gravité de l'enjeu stimulent l'ambition du jeune impétrant. Au moins pendant toute la durée de sa formation, en qualité de « copilote », lorsque l'intérêt de l'apprentissage n'est assorti d'aucune responsabilité et que, comme j'aime à me le rappeler de mes premières entrées en salle, la curiosité de toute chose est jubilatoire. La conscience de partager un nouveau rôle, même si réduit, engage à la fierté d'une condition qui ne se mesure à aucune autre. Elle nous fait prendre conscience d'un état singulier incomparable ou comparable seulement à celui de ceux que nous admirons et qui nous apprennent le métier. Les lames fines qui coupent, qui font saigner sous nos yeux pour la première fois, crissent tout d'abord en notre propre peau, nous réduisent à l'état de naïf sensible que nous sommes encore, mais nous portent à n'en rien laisser paraître – dût-on en ravaler sa nausée lorsque l'on découvre des manœuvres auxquelles on ne s'attendait guère.

Toutefois l'homme s'adaptant à tout, en qualité de témoin privilégié et irresponsable des gestes accomplis par un autre, s'habitue à considérer l'étrangeté des situations qu'il est amené à vivre comme ordinaires jusqu'à ce qu'il en assume lui-même le cours ; elles lui confèrent alors cette curieuse impression de devoir les accomplir et d'en courir tous les risques, dans une perception mêlant à la fois une gravité et une aisance dont il ne pourra plus jamais se détacher.

Existe-t-il une prédisposition mentale au métier de chirurgien ? Sans doute et il serait impudent de ne se référer qu'à sa propre expérience pour répondre à une telle interrogation, d'autant que chaque individu demeure unique dans sa sensibilité et ses compétences. Je doute cependant qu'il existe une prescience de la fonction de chirurgien, un don en quelque sorte, qui puisse occulter la responsabilité exquise que suppose une telle pratique gestuelle. J'ai pour ma part toujours exagéré celle-ci au point d'en évaluer avant toute entreprise les risques et les conséquences, la difficulté étant de n'en pas perdre pour autant l'audace d'entreprendre. Gageure assez ordinaire lorsqu'elle conduit à établir un compromis entre les risques et les avantages dans une situation qui vous oblige à l'action. Mais bien différente lorsque l'obligation d'agir n'est pas la règle. Il est beaucoup plus facile de prendre une décision grave, sanglante, risquée, voire désespérée, lorsque l'on y est contraint plutôt que lorsque les arguments qui vous y portent ne relèvent que de l'hypothèse d'amélioration d'un état, non forcément assortie de la certitude d'un résultat. Cet « en mon âme et conscience », qui permet de rassembler les arguments critiques de l'action, reste étroitement lié au tempérament qui vous habite, sur lequel finalement on sait que l'on n'a guère de prise.

C'est dans cette formulation personnelle et unique du chirurgien, on le devine, que réside le talent qui lui vaudra sinon le succès, car celui-ci, hélas, ne peut être toujours au rendez-vous, du moins l'occasion d'atteindre son but en orientant ses actes, le plus souvent, vers une issue favorable. On dira alors d'un chirurgien qu'il a « du nez », en plus de ses connaissances. Mais ce nez qu'on lui prête, sa chance en quelque sorte, n'est que le résultat de la longue expérience d'un homme avisé qui n'approche son champ opératoire qu'après en avoir soupçonné tous les pièges. Combien de fois ai-je cité devant mes élèves ce mot de Napoléon, qui au château de Schönbrunn, au lendemain de la bataille de Wagram, à la question : « Sire, comment faites-vous pour gagner toutes les batailles ? » : « Pardi, parce que j'ai toujours imaginé cent fois comment les perdre ! » Une opération est une bataille, de noble mobile certes, mais une bataille ; il faut savoir imaginer comment ne pas la perdre. Napoléon eut très tôt cette science du combat ; se peut-il que le jeune chirurgien débutant en partage l'analyse ? Non, sans doute, chez celui dont l'audace instinctive efface les perspectives des risques encourus. Oui, à coup sûr, pour celui dont l'imagination fertile alignera la liste inquiétante des complications qui peuvent suivre le geste qu'il entreprend, et qui ne cessera de se les remémorer, de déterminer chacune d'entre elles, et de vouloir épargner son patient de toutes.

Je suis celui-là, car mon tempérament me portait plutôt à l'excès de responsabilité qu'à l'indifférence. À vrai dire il ne m'orientait pas, par nature, vers ce métier si spécial à la rencontre duquel le destin me porterait.

Fils d'instituteur, la vocation qui m'était lentement inspirée par mon père touchait à l'enseignement. Lui-même, fils de cheminot breton, que des revers de fortune avaient conduit à s'engager comme homme de charge dans les gares de Basse-Normandie, avait gravi, grâce à d'excellentes études, l'échelon social que la IIIe République offrait aux élèves méritants, l'accès à la fonction publique. Mon père adorait son métier et rêvait en secret à un avenir de professeur pour son aîné. L'École normale supérieure était évoquée timidement comme la consécration des bons élèves et revenait dans les conversations. Mon père en parlait trop souvent pour qu'il n'ait pas imaginé qu'un jour il y conduirait l'un de ses fils. Ce rôle ne lui reviendrait pas, hélas ; une terrible maladie devait l'emporter bien avant qu'il fût le temps pour moi de m'y préparer. Ma mère, fidèle à sa mémoire, relaya ses ambitions et c'est elle qui, quelques années plus tard, m'en ferait prendre le chemin. Il n'était guère question de médecine dans ces projets encore vagues, et je dois confesser que rien ne m'avait porté à entretenir quelque intérêt pour ce métier que l'on me disait réservé à ceux dont les parents avaient les moyens d'entretenir les longues études.

C'était sans compter avec le hasard. La mort de mon père en fut indirectement responsable. Un ami de la famille me proposa, pour me soustraire à une douloureuse ambiance, de m'emmener en vacances avec lui à l'Île-aux-Moines, cette île exquise qui marque de son élégante forme en croix le centre du golfe du Morbihan. Je devais y rencontrer un homme fascinant qui rapidement consacrerait mon choix de carrière. Albert Delaunay, chef de laboratoire à l'Institut Pasteur, gendre de l'illustre Ramon, père du vaccin antityphoïdique, venait en cette année 1945 retrouver là son compagnon d'études, le docteur Billot qui lui offrait ainsi qu'à sa famille, en ces temps encore difficiles, l'occasion d'un repos et d'un régime réparateurs. Chaque jour nous nous rendions à la plage et ma propension à préférer depuis toujours la conversation des adultes à celle des enfants de mon âge me fit l'interlocuteur fréquent d'un homme, pédagogue attentif, qui prenait plaisir, au moins en apparence, à répondre à toutes mes questions. Un malencontreux panaris de l'un de mes pouces fut le bienheureux sujet de nos entretiens quotidiens de telle sorte que je ne vécus plus qu'avec les polynucléaires, les macrophages, les responsables de l'inflammation dont Albert Delaunay m'expliquait au jour le jour le mystérieux ballet et leur rôle dans l'élaboration des phénomènes cicatriciels qui en seraient la conclusion.

La découverte de la biologie en cet exemple si ordinaire fut pour l'enfant de quatorze ans que j'étais l'égale d'une conversion déterminant ma vie. J'avais trouvé, à l'âge où l'on s'interroge sur tout et sur rien, où l'on cherche un sens à l'existence dans laquelle on s'engage avec hésitation, un fil de pensée si riche, si large que j'y soupçonnais le moyen d'y trouver désormais une réponse aux questions que je me posais. Dieu n'avait pas eu l'air de s'intéresser au sort de ma famille et son invocation ne m'aidait pas à trancher dans mes douloureuses interrogations. Les adultes accomplissaient leur destin et me protégeaient de leur apparente assurance, mais ils n'opposaient à mes doutes que bien peu de certitudes. Les étoiles, certes, dispersées dans l'immensité du ciel d'août de mon adolescence scintillaient de tout leur mystère et saturaient mon regard de leurs feux éternels. Et voilà que l'on m'offrait, à travers la connaissance des composantes infinitésimales de notre corps, l'analogue d'un monde tout aussi mystérieux, riche d'équations infinies dont les résolutions étaient capables de faire entrevoir aux hommes une part tangible de vérité. J'en suis, presque soixante ans plus tard, toujours reconnaissant à Albert Delaunay qui me donna l'un des mobiles les plus forts de mon existence et l'occasion d'aborder un mode de pensée que je ne quitterai plus.

La voie d'abord n'en fut toutefois pas rectiligne, même si, à mon retour de l'Île-aux-Moines, j'étais convaincu de mon orientation. Elle se ferait vers la biologie. Elle avait en outre l'avantage de ne pas contrarier celle qui se précisait en faveur de l'École normale supérieure, d'autant qu'il existait en celle-ci une section de sciences expérimentales. Aussi, mon baccalauréat acquis, quelques années plus tard, fus-je inscrit au lycée Saint-Louis à Paris en qualité de pensionnaire, boursier d'État. Dire que j'y fus heureux serait nier la vérité. Je détestais à la fois l'état de pensionnaire, le bizutage incessant et stupide que les anciens imposaient aux nouveaux, le réveil au tambour tôt matin, l'intense préparation au concours et l'étude des mathématiques étirée en d'interminables stations au tableau devant des formules rebelles autant qu'étranges. Il y avait bien peu de biologie en cette année préparatoire. Il me suffit de quelques semaines pour saisir que les rares places destinées à la section de sciences expérimentales de l'École normale supérieure qui seraient réservées aux élèves de Saint-Louis ne me concerneraient pas. Quelques matheux incroyables évoluaient dans les intégrales à une vitesse à laquelle je ne pouvais prétendre et, quoique non totalement idiot en la matière, je compris qu'aux épreuves du concours il me serait impossible de rivaliser avec eux. Ce fut une cruelle déception car elle m'éloignait de cette perspective que j'avais si longuement entrevue, celle qui me ferait normalien. L'idée d'interrompre cet engagement, réfléchi, favorisé par mes maîtres, ne cessait de me torturer d'autant plus que mes études étaient assurées par le confort d'une bourse et de la pension. J'étais nourri, logé et protégé le temps qu'il fallait pour préparer le concours, voire redoubler et en cas d'échec obtenir l'équivalent d'un certificat de physique, chimie et biologie (PCB). Je sentais le risque qu'il y avait à modifier un statut qui m'avait valu le soutien non seulement de ma mère mais encore des autorités académiques de Normandie et du proviseur du lycée Saint-Louis. Être pupille de la Nation renforçait ce sentiment d'obligation. Tous arguments dont je mesurais la force mais qui ne m'écartaient pas de la conviction que j'avais de courir à l'échec et donc d'envisager un changement radical d'orientation. Pourquoi dans ces conditions ne pas aller directement m'inscrire au PCB, rue de Jussieu, en même temps que les étudiants qui se destinaient aux études de médecine ? N'y gagnerais-je pas du temps ? Mais comment convaincre ma mère, mes maîtres du lycée Saint-Louis et l'État dispensateur de ma bourse ? Où trouver les arguments qui me permettraient de les convaincre et de quitter une situation assurée pour une autre plus incertaine ? Chez Albert Delaunay bien sûr ; il suffisait d'y penser.

RENCONTRES ET INITIATIONS

Plus que six semaines me séparaient de la rentrée au lycée et il devenait urgent de prendre mes dispositions pour m'inscrire à la faculté des sciences avant la rentrée universitaire de novembre. Seul Albert Delaunay pouvait, puisque je n'avais à Paris nulle autre relation susceptible de le faire, orienter ma décision et faire cesser un tourment qui devenait obsessionnel. Aussi décidai-je de profiter de la sortie qui nous était accordée le jeudi après-midi pour lui rendre visite en son laboratoire de l'Institut Pasteur à Garches. J'y retrouvai l'accueil attentif qu'il m'avait toujours prodigué et l'intérêt qu'il portait au jeune homme dont il appréciait la vocation. Vocation qu'il avait encouragée en l'ayant déjà invité là à plusieurs reprises, en lui expliquant au risque d'y perdre son temps les subtilités de programmes que supportaient plus ou moins bien les familles de souris blanches, soumises aux inflammations expérimentales dont il les affligeait et dont il supposait traquer les secrets. À chaque visite je m'éprenais davantage de ce jeu fascinant qui devait conduire, à la manière d'une enquête policière, à la découverte de l'agent responsable d'un mal que l'on voulait guérir.

Je rêvais de la gloire médicale qui devait couronner de telles actions. Du moins imaginai-je que Pasteur avait ainsi raisonné et entraîné à sa suite tant de chercheurs créateurs de vaccins, dépisteurs de microbes, de fondateurs d'écoles. L'ombre massive de Jean Rostand, génial concepteur de batraciens multijambistes, rôdait dans les couloirs et Albert Delaunay me faisait souvent miroiter l'espoir qu'il vînt le saluer et que j'en tire l'immense honneur de lui être présenté. Le destin ne l'entendit pas ainsi, et je ne devais jamais rencontrer Jean Rostand, que l'illustre savant n'ait pas été là, ou que le jour ou l'heure n'aient pas été propices à cette rencontre. Toujours est-il que j'en acquis le regret pendant longtemps et que je ne perdis l'espoir de le rencontrer jamais que bien plus tard, alors que j'aurais entrepris depuis plusieurs années mes études de médecine. Ce fut à la suite de cette visite, en effet, qu'Albert Delaunay me conseilla de suivre la décision vers laquelle j'inclinais, m'avouant même qu'il n'avait pas voulu contrarier mon orientation initiale vers l'École normale supérieure mais qu'il lui semblait que j'atteindrais beaucoup plus facilement et efficacement les buts que je m'étais fixés en devenant médecin et, dit-il, « interne des hôpitaux » dont la formation me porterait à comprendre d'une façon plus pragmatique ce que devait être la recherche scientifique.

Son avis avait valeur de loi. Ma décision était prise : je serais médecin quoi qu'il m'en coûtât de l'annoncer à ma mère et au proviseur du lycée. Ce ne fut pas sans opposition que je parvins en quelques jours à quitter le lycée Saint-Louis et son pensionnat, à trouver un hébergement chez un de mes oncles, à m'inscrire au PCB et à faire transférer ma bourse d'étudiant à l'Université. Cette décision devait se révéler la plus importante de ma carrière mais, si elle m'engageait résolument vers les études médicales, elle ne préjugeait pas mon avenir de chirurgien, preuve s'il était nécessaire que parmi les « mille chemins ouverts » aucun n'était encore, loin de là, celé.

La première approche de la chirurgie restait purement théorique pour l'étudiant en médecine d'alors s'il ne décidait pas de devenir externe. Reçu aux épreuves du PCB, et entrant en première année, il devait très rapidement se soumettre à la préparation de l'externat des hôpitaux de Paris. C'était un concours difficile, réunissant à la salle Wagram en les premiers jours de novembre, des centaines de candidats, parvenus en deuxième année de leurs études, et dont un faible pourcentage serait élu. Il fallait parfois deux ou trois essais pour accéder à cette fonction qui permettait d'entrer dans l'intimité de la vie hospitalière. Il était de tradition d'effectuer alors ses premiers stages dans les services de chirurgie. C'est de l'impression que l'on en tirait que se décidait souvent l'orientation de l'externe, chirurgicale ou médicale. Mais elle prendrait sa forme définitive plus tard, sachant que le concours de l'internat s'avérait plus indispensable à un avenir de chirurgien qu'à celui d'un médecin.

Externe à l'hôpital Boucicaut, c'est là que je fis ma découverte de la chirurgie, mais je n'affirmerais pas que c'est là que j'entrevis une possibilité d'avoir un jour un destin de chirurgien. J'y apprenais docilement les gestes qui devaient accompagner les actes de l'interne ou de l'assistant en salle d'opération, en subissant l'orageux pouvoir de ceux qui savaient à l'encontre de ceux qui ignoraient la façon de se laver les mains, celle de s'habiller aussi bien que celle de tenir correctement les instruments au décours d'interventions sanglantes sur l'abdomen, ou sur le squelette, sans rien deviner d'ailleurs des manœuvres et des buts auxquels l'on était sommé de participer. Je garde de cette initiation plutôt brutale, dans la tradition médicale d'alors, une impression de carabin malmené dont on s'imaginait qu'il fallait heurter la nature afin d'en faire un homme. Toutefois, les gardes étaient l'occasion hebdomadaire de faire le vrai apprentissage du métier. On y recevait le tout-venant des accidents et l'externe, sous la responsabilité de l'interne de garde dont il était recommandé de ne le pas déranger inutilement, essuyait le choc. L'adaptation à des situations auxquelles l'homme, surtout si jeune encore, n'est pas normalement destiné, et qui constituaient l'ordinaire de ces gardes, n'était guère facile.

Avouerai-je mon désarroi devant le premier blessé que je reçus lors de ma première garde ? Amené par la police au grand tintamarre de l'avertisseur sonore du véhicule, du claquement des portes, des jurons des agents, on débarqua devant moi, sur une civière, un ouvrier tombé d'un échafaudage et dont on espérait que je le réanimasse. Mon premier blessé était un mort ! J'en garde depuis l'image de son visage, celle d'un masque de marbre, figé par l'effroi. Je n'en ai jamais dissocié le souvenir des nœuds coulants de ses souliers qu'il avait de ses doigts, quelques heures auparavant, serrés. Pourquoi ce détail sur lequel je me concentrais ? Peut-être parce que c'était, dans la reconstitution de ce drame affreux, ma seule manière de faire revivre ce pauvre homme pour lequel je ne pouvais rien, sinon imaginer les derniers gestes simples et inconséquents d'une vie, la sienne, qu'il pensait promise à d'autres jours. Et une façon de détourner mon émotion et mon impuissance.

Les patients qui devaient suivre, heureusement, quoique blessés, vivaient encore. Je leur dois cet apprentissage de l'événement médical qui plonge dans l'obligation instantanée de comprendre, donc d'analyser de sang-froid une situation à partir de laquelle l'on doit déterminer les moyens les plus efficaces pour sortir le malade d'un danger qui peut conduire à la mort. Le chemin est long, de jeune « compagnon » des aînés qui savent. Il y entre beaucoup d'observation et le souci partagé de la responsabilité. Celle-ci investit l'externe de tous ses aspects ; vis-à-vis du patient naturellement, dans l'observation qu'il en fait, mais vis-à-vis de lui-même dans l'appréciation constante de ses capacités, et dans la décision qu'il prend de solliciter l'aide de son interne, au risque de se faire rabrouer lorsqu'il le réveille inutilement au milieu de la nuit. Un long chemin qui est aussi étroit entre les risques réels du blessé ou du malade, et les meurtrissures d'amour-propre, sachant bien sûr que celles-ci sont supportées et consenties afin d'éviter l'erreur irréparable.

Du moins exprimé-je ce qu'il en était il y a cinquante ans, et qui correspondait à ce compagnonnage à travers lequel on durcissait sa personne et l'on gagnait ses galons dans la maîtrise de situations toujours étranges et l'efficacité des gestes qu'on leur opposait. De la chirurgie que j'accomplissais alors, et dont on aura perçu qu'elle comportait sa part de « bizutage », je garde toutefois un souvenir heureux. Certes les gestes autorisés demeuraient limités mais avec ceux-ci se forgeait l'habitude de réflexes réparateurs gratifiants. Quoi de plus réconfortant en effet que de suturer en plusieurs plans une plaie béante, saignante, délabrée et de restituer au membre, au visage meurtris une bonne apparence ? Il y a dans le geste chirurgical la passion de l'artisan qui façonne son objet et, dans l'application à bien faire, presque l'oubli qu'il n'est que partie d'un être vivant. Je croirais volontiers que l'application gestuelle du chirurgien conditionne une grande part de sa vocation, au-delà même de l'évidence qu'impose à son esprit le bienfait qu'elle apporte. On comprendra que l'adresse avec laquelle il procède et qu'il entretiendra pendant toute sa vie le conduira à entreprendre des actes de plus en plus ardus. La gratification qu'il en tirera, allant croissant, l'aidera à vaincre, s'il en avait, les résistances que la délicatesse de sa nature pourrait disposer sur son chemin.

Il n'est pas certain d'ailleurs qu'une disposition de caractère, *a priori* peu encline aux images violentes de la chirurgie, ne trouve dans la subtilité avec laquelle elle entreprend de les aborder, les raisons d'une grande vocation, et d'un art plus profond.

UNE DISCIPLINE EN DEVENIR

L'ambiance de la salle d'opération s'oublie rapidement dans le cursus ordinaire d'un étudiant en médecine. Les stages de chirurgie qui ouvrent la carrière des externes n'ont qu'une brève durée. Pour la plupart d'entre eux, il ne restera de cette expérience que la capacité de recoudre un cuir chevelu fendu, de procéder à une infiltration audacieuse résumant les actes chirurgicaux d'une vie consacrée à la médecine. Ceux qui ont une vocation chirurgicale ne pourront espérer retrouver les salles d'opération qu'après avoir passé le concours de l'internat des hôpitaux. Dans les années 1950, les nôtres, l'ophtalmologie était une spécialité mixte, à la fois médicale et chirurgicale, qui ne suscitait que peu d'engouement. Elle est, de nos jours, classée parmi les disciplines dites chirurgicales, et se trouve convoitée, compte tenu de son extraordinaire développement, par les premiers classés de l'internat qui s'engagent en toute connaissance de cause à manier le bistouri.

Confesserai-je que, devenu interne, et ayant choisi l'ophtalmologie, je ne le fis, quelles qu'en aient été les raisons, qu'en regrettant la pratique médicale que m'avaient appris à aimer mes maîtres successifs et dans laquelle je commençais à me trouver à l'aise ? Je ne connaissais pas l'œil, et j'ignorais encore tout de la fascination que m'apporteraient sa connaissance, ses souffrances, et l'incommensurable dimension qu'il occupe, de façon tout à fait secrète chez l'homme sain, et éruptive chez celui qui en perd l'usage. Je savais à peine qu'il me faudrait l'opérer ou du moins qu'il me le faudrait faire rarement, la chirurgie, réduite à l'indispensable, n'étant alors qu'à peine sortie des limites que lui imposaient les anesthésies imparfaites, les gestes accomplis sous des grossissements de lunettes limités, les instruments non encore miniaturisés, les sutures grossières.

Les séances chirurgicales occupaient alors peu de temps dans la semaine. J'ai mémoire que, dans les services les plus importants, deux matinées de trois ou quatre malades par semaine étaient la règle. Les interventions y étaient stéréotypées, essentiellement centrées sur la cataracte, le glaucome, les strabismes, le décollement de rétine qui découvrait seulement alors ses solutions chirurgicales, et l'énucléation d'un œil aveugle et douloureux. Les greffes de cornée, rares, ne concernaient en France que trois ou quatre spécialistes. L'ophtalmologiste de ce temps était un médecin raffiné, très instruit en neurologie, discipline qu'il lui convenait de fréquenter au cours de son internat, en pédiatrie, en pathologie générale infectieuse, en oncologie, et un chirurgien capable d'effectuer les actes classiques d'une manière honorable sans pour autant, sauf chez quelques-uns dont la réputation en la matière était fortement établie, en faire l'essentiel de son activité et de son intérêt.

Tel était le milieu dans lequel j'avais choisi de faire carrière. Tel qu'il était cependant il me devint très vite familier voire séduisant. Il subissait, comme toutes les disciplines médicales, les impulsions que l'après-guerre imposait à notre monde en reconstruction. Sans que le mouvement fût comparable avec le développement qu'il connaîtrait vingt ans plus tard, le départ était donné, ce qui allait provoquer la plus étonnante métamorphose de notre discipline et influencerait grandement ma carrière. Médecin surtout, ne gardant de mes actes de chirurgie que le souvenir de ceux que j'avais acquis au tout début de mon externat, il m'appartenait de faire de mon internat un apprentissage mixte et de solliciter de la part d'un certain nombre de chefs de service des hôpitaux de l'Assistance publique de Paris l'avantage d'œuvrer auprès d'eux pendant un semestre ou deux. De ce choix dépendaient à la fois la qualité de la formation que l'on en espérait (médicale ou chirurgicale) et la possibilité d'accéder aux concours hospitaliers et aux grades universitaires.

L'avenir devait me démontrer qu'il avait été heureux. Je dus à mes maîtres successifs, grâce à leur patiente attention, de cumuler le savoir d'un médecin ophtalmologiste et l'adresse d'un chirurgien. Jean Voisin, Guy Offret, Gabriel Renard, Pierre Morax, Paul Brégeat et Paul Payrau furent les grands compagnons de ma formation artisanale, civile et militaire. Ils m'imposèrent, contrairement à mes intentions primitives, une orientation hospitalo-universitaire qu'ils décidèrent pour moi et à laquelle je n'avais pas cru initialement prétendre, la succession de mon beau-père, ophtalmologiste parisien auquel je devais le choix de la discipline, m'apparaissant comme le terme évident de mon internat ou de mon clinicat.

Choisi par mes maîtres, rien ne me laissait entrevoir alors une pratique différente de la leur, centrée sur des activités médicales et pour partie seulement chirurgicales. C'était sans compter avec l'extraordinaire métamorphose de la discipline et mon programme de carrière.

FIGURES DE L'APPRENTISSAGE

Le transfert de la compétence chirurgicale exige du temps mais reste peu clivable en
franches étapes. Ainsi en va-t-il dans tous les
métiers où le savoir consiste en l'application de
gestes ou de formules à des situations qui
restent stéréotypées et qu'il nous est donné de
fréquemment rencontrer. Des solutions s'imposent qui, dans la majorité des cas, ont été
éprouvées en compagnie d'un ancien, lequel
vous a démontré qu'il en connaissait les ressorts
et en prévoyait les effets. Le compagnonnage
est en chirurgie comme ailleurs l'élément de
base de toute formation. Si les avantages d'un

acte correctement accompli engendrent ici et là une gratification, il est aisément concevable qu'en matière de chirurgie la guérison en exprime la forme la plus extrême dont on s'enorgueillit et thésaurise les effets, cas après cas. Celle-ci se révèle non seulement réconfortante mais aussi porteuse d'une confiance en soi qui libère progressivement le geste, l'encourage à l'audace. Ces petits pas accomplis sous l'observation prudente d'un compagnon créent une expérience dont on a conscience qu'elle équivaut, telle qu'elle a été acquise, à la somme des solutions qui s'imposent dans l'intérêt du patient.

Aussi paradoxal que cela puisse paraître, il n'est guère d'aventure dans la majorité des cas. Certes des nuances se rencontrent, de nature anatomique ou physiologique, mais le schéma opératoire reste communément valable pour un type d'opération établi. Si je puis me permettre une comparaison, le pilote d'un avion de ligne abordera un trajet programmé dont les péripéties, plus ou moins gênantes, seront liées au climat qu'il rencontrera sur sa route. C'est son savoir et l'expérience acquise qui lui permettront d'en analyser les risques et les remèdes. De même le chirurgien saura, autour d'un protocole connu et éprouvé, faire face à une situation inattendue. Celle-ci, toujours contrariante, reste cependant une source d'apprentissage remarquable puisqu'elle provoque la décision de gestes inhabituels en un laps de temps très court, et dont la légitimité ne sera consacrée que plus tard, selon l'état postopératoire de l'organe opéré. À cet égard, l'œil traduit avec une extrême sensibilité tout geste que l'on accomplit sur ses structures, et la fonction qu'il aura conservée ou perdue sanctionnera implacablement l'attitude qui sera intervenue. Aussi, plus longue et importante aura été la compagnie d'un aîné en la matière, plus sera valable l'expérience acquise et la capacité d'« inventer ». C'est souligner l'importance du maître, de sa compétence et d'un long apprentissage hospitalier. Je dois à certains le goût appuyé de la culture médicale et à d'autres la recherche subtile des qualités qui faisaient d'eux de grands chirurgiens – dont la sobriété, le sang-froid, la ponctualité, et l'engagement scrupuleux vis-à-vis d'un projet finement articulé et contrôlé au sein d'une équipe rodée.

À côté du maître, l'hôpital offre à l'apprenti chirurgien une famille qui le protège. Cette protection durera pour lui autant qu'il y aura sa place. Opérer en milieu hospitalier offre à tout moment l'assurance d'un secours, et une responsabilité collective y entretient la certitude d'un savoir partagé, d'un recours au conseil immédiat. Heureux d'y avoir accompli la plus grande part de ma carrière, j'assure de surplus que le chef de service lui-même, quoique théoriquement détenteur de la plus grande expérience, bénéficie de cet environnement de valeurs communes. Un sentiment de grand confort se retrouve chaque fois qu'un groupe de chirurgiens partage ainsi des structures. Aussi soulignerai-je l'importance que prend la rupture avec ce milieu formateur. Après quelques années, il se doit que l'on soit reconnu capable d'une pleine autonomie. Il convient alors d'assumer seul les risques de ce métier que l'on vous a transmis. Ceci s'impose lorsque l'on quitte l'hôpital pour un exercice privé, en solitaire. C'est le sort de la majeure partie des chirurgiens et c'était surtout vrai de ma génération pour laquelle les postes hospitaliers étaient beaucoup moins nombreux qu'à présent.

Moi-même, quoique nommé rapidement professeur, je fus contraint d'envisager une installation privée à mi-temps pendant quelques années. J'en garde à la fois l'impression d'un événement contraignant et celle d'un bénéfice comportemental sans équivalent. J'irai même jusqu'à dire qu'il est sans doute préjudiciable à la formation, dans son ultime façonnage, de n'avoir jamais été un chirurgien indépendant et isolé. Il m'apparaît essentiel d'être confronté, seul, à l'exigence et à l'attente d'un patient qui vous a choisi personnellement et qui vous tient pour unique responsable de l'acte que vous lui recommandez de subir. Dure évidence, en vérité, mais à même de forger le sens critique qui devra permettre d'être le plus performant possible et le moins justiciable de reproches. Gageure terrible, à l'épreuve des faits, que de s'engager à ouvrir l'œil d'un patient qui ne vous pardonnerait qu'avec peine de n'en tirer aucun avantage. Exercice quotidien du chirurgien, à l'origine de décisions complexes dans lesquelles interviennent la confiance inspirée, la netteté d'un avis, l'honnêteté d'un pronostic, et surtout ce savoir longuement acquis qui vous autorise à penser que, désormais, seul et sans le secours de vos aînés, vous vous sentez capable de résoudre le problème posé – quelle que soit la qualité de celui que vous allez soigner, quelles que soient ses responsabilités, son aura sociale ou sa détresse physique. En face-à-face singulier, aucun facteur de responsabilité ne se disperse, aucun geste ne se partage, rien de l'enjeu chirurgical ne se reporte sur aucune autre structure. Vous vous êtes rendu totalement maître du choix des solutions et des remèdes proposés.

Sans doute est-ce à ce degré précis de la confrontation entre le patient et le chirurgien qu'advient le sentiment d'être enfin l'acteur que l'on souhaitait devenir.

LE DEVOIR ET L'ESPÉRANCE

En qualité d'ophtalmologiste, je n'aurai pas la prétention de définir l'ensemble de la fonction chirurgicale et de décrire les affects qui accompagnent les tâches infiniment variées que les chirurgiens accomplissent en pathologie générale. Les candidats à une opération oculaire ne s'exposent pas généralement à un risque mortel, ce qui est, hélas, le cas des patients relevant de la chirurgie du corps humain, qui comporte souvent de réels risques vitaux tant sont audacieuses désormais les techniques que l'on déploie pour les sauver. Établir une comparaison entre les sentiments d'un chirurgien cardiaque, viscéral ou d'un neuro-chirurgien, d'un orthopédiste, et ceux d'un chirurgien ophtalmologiste en ressort impossible. L'ambiance dans laquelle ils interviennent est fondamentalement différente. L'enjeu encouru par les premiers n'est autre que la vie même du patient chez lequel un risque mortel reste prévisible. Ce risque colore constamment leur univers, leurs décisions et entache par sa constance les caractères les plus déterminés. On imagine l'importance que prennent l'entraîne-ment, la formation, dans la préparation à une telle issue. Mes collègues qui en vivent les péri-péties assument dramatiquement le décès de leur opéré et ne se remettent que difficilement de cette épreuve, devenue heureusement rare de nos jours. Épreuve au sens propre du terme car elle remet en question, chaque fois, le bien-fondé d'une décision, d'une stratégie en lesquelles pourtant ils avaient cru et grâce auxquelles ils avaient fait renaître un espoir. Elle amoindrit, elle altère la confiance en soi ; elle exige un travail de récupération de l'optimisme perdu sans lequel il est, en nos métiers, impossible d'agir.

À vrai dire, ce n'est que la longue obstination de ceux qui, depuis Ambroise Paré, ont affronté les accidents du corps humain – et qui par tâtonnements en ont exploré les capacités de réagir favorablement – qui a forgé cette extraordinaire audace des chirurgiens. Audace qui leur confère le goût d'agir et de toujours entreprendre davantage. Audace dont les guérisons obtenues *a posteriori* ont justifié des gestes hardis, jugés autrefois insensés, mais désormais rationnellement conçus et programmés. Des gestes qui sont devenus rarement mortels tant se sont développées les techniques de diagnostic, les procédures chirurgicales, les méthodes d'anesthésie et de réanimation qui confèrent à l'acte complexe du chirurgien un risque minimal. Mais non pas le « risque zéro » auquel tout le monde voudrait croire, administration publique en tête, et que relaie l'analyse souvent frivole des dispositifs d'information. Or la chirurgie oculaire elle-même, certes combien différente de celles que nous venons d'évoquer, se révèle toutefois moins bénigne que ne le disent les médias qui, à travers leurs messages, n'hésitent pas à minimiser les risques des interventions qui ont pour but de rendre la vue, et qui comportent comme toute action des développements aléatoires dont les conséquences peuvent conduire à la cécité – cette mort de l'œil.

Combien de fois avons-nous entendu sur les ondes de confidences enjouées à propos de l'opération de la cataracte, l'acte le plus fréquent des ophtalmologistes – « Ce n'est rien », « On ne s'aperçoit de rien », « On entre le matin et on sort l'après-midi » –, comme si l'heureux confort du malade que divers progrès nous permettent de lui accorder résumait l'acte et passait sous silence la part vécue du chirurgien qui en aucune occasion ne peut se réduire à une prestation ordinaire. C'est le triomphe de la chirurgie moderne de supprimer chez le patient toute douleur, toute hospitalisation et de réduire ce moment désagréable, qui précède et accompagne toute intervention, à un minimum de nuisances au point de la réduire à une simple parenthèse dans son emploi du temps. Mais le geste qu'accomplit le chirurgien garde, en dépit des apparences, la même et totale gravité. Il est heureux que le patient n'en perçoive pas l'exacte portée mais il reste dommageable qu'il en occulte les risques et, de ce fait, ait tendance à n'en plus partager la responsabilité lors de la décision opératoire, à s'en remettre en toute innocence aux messages lénifiants et aux rumeurs de voisinage. N'entend-on pas, ainsi, certains opérés clamer volontiers que le laser a fait merveille dans leur cas alors qu'aucun laser n'a jamais été utilisé dans l'opération de la cataracte de première intention ? Le patient en arrive à concevoir que la chirurgie reste un geste, si simple (à la portée de tous ?) qu'il s'étonnerait qu'il ne s'accompagne pas d'un résultat mathématiquement attendu. Un geste bref, quelque vingt minutes que l'amnésie analgésique occulte souvent, tout à fait indolore à de rares exceptions près, que personne n'imagine dans la délicatesse de son exécution, la diversité de sa réalisation, les aléas physiologiques de chaque œil, de chaque patient. Un geste agressif, relevant de tous les critères de la chirurgie mais dont le risque n'est pas mortel, certes, mais terriblement fonctionnel.

En effet, tout comme l'œil est transparent, les résultats de sa chirurgie sont d'une étonnante évidence. Au terme, l'œil voit, voit mal ou ne voit pas. Je ne parle pas des premiers jours qui suivent l'intervention mais du délai raisonnable qu'il est convenu de considérer après une intervention qui bouleverse peu ou prou les structures microscopiques de l'organe de la vision. Fixons-le arbitrairement pour un œil auparavant normal à trois semaines. Au terme de ce délai le malade saura apprécier de lui-même le résultat de son opération. Dans l'immense majorité des cas il en sera sinon ravi – ce qui est le cas le plus fréquent –, du moins satisfait, éprouvant une amélioration notable par rapport à la situation préopératoire.

N'oublions pas que la plupart des patients sont âgés voire très âgés, de plus en plus souvent nonagénaires, et que l'état de leur rétine partiellement dégénérée n'autorise qu'une récupération partielle de l'acuité visuelle. Toutefois, dans l'opération de la cataracte, pour continuer l'exemple, l'exigence devient de plus en plus grande et le constat d'un échec chirurgical de plus en plus mal vécu et incompris. Ce risque-là constitue désormais l'une des préoccupations constantes des ophtalmologistes auxquels on ne pardonne que rarement un résultat décevant. N'ont-ils pas jugé nécessaire, dans le souci d'informer leurs patients des risques encourus par une intervention chirurgicale sur leur œil, de les instruire de toutes les complications qui peuvent survenir, de leur en confier une liste exhaustive et de la leur faire signer avant tout acte opératoire ? Manœuvre indélicate, parfois dissuasive, mais nécessaire à équilibrer les opinions euphorisantes et idéalisantes que suscitent les évidentes avancées de notre vie moderne. On est loin de la confiance « aveugle » que le patient d'autrefois, méfiant à l'égard d'une chirurgie plus précaire et dont il n'espérait pas tout et immédiatement, remettait entre les mains de son chirurgien en en acceptant les risques avec fatalité et en en recueillant le résultat avec reconnaissance.

Ne regrettons pas cependant ce temps-là. Les progrès considérables intervenus en ophtalmologie depuis une trentaine d'années, ont codifié d'une façon efficace les protocoles de chirurgie oculaire dans leur ensemble et ce sont ceux-là qui ont induit les opinions que partagent désormais les patients. Ils ont permis de substituer, à l'anesthésie générale, l'anesthésie locale au moins dans l'immense majorité des cas. Les techniques modernes ont diminué la fragilité postopératoire de l'œil. Toutes ces conditions ont conduit à supprimer une hospitalisation devenue la plupart du temps inutile, ont rationalisé nos manières d'agir, et ont simplifié les procédures au point de faire croire au patient que cette simplification concernait l'acte lui-même. Certes, l'introduction de nouvelles méthodes a imposé des gestes probablement beaucoup plus stéréotypés qu'autrefois et substitué au talent personnel un certain automatisme. Nombreux sont les chirurgiens devenus compétents en raison de cette « normalisation » des gestes, et qui en d'autres temps auraient été sans doute moins talentueux, lorsque l'improvisation prenait une large part dans l'exécution des temps opératoires. Il n'en reste pas moins que tout acte chirurgical reste un geste unique sur un patient unique et qu'il comporte des risques soupçonnables parfois, imprévus souvent, et toujours sources de grandes déconvenues s'ils se vérifient pour le pire. Pareilles déconvenues auront alors pour conséquence une perte fonctionnelle, partielle ou totale, que le patient découvrira de lui-même et dont il tiendra rigueur à son chirurgien, d'autant plus qu'il en ignorait l'incidence. Il n'est un secret pour personne que le nombre de recours à une procédure judiciaire a augmenté notablement depuis quelques années, ce qui ne va pas sans inquiéter les ophtalmologistes et sans répercussions sur leur comportement.

Si l'on quitte le champ de la chirurgie commune, celle de la cataracte que nous avons prise en exemple et qui représente la majorité des actes accomplis dans la discipline, pour celui des cas particuliers dans lesquels la cécité acquise ou sa menace réclament des actes chirurgicaux risqués, est-il encore raisonnable d'intervenir ? C'est une question que certains ophtalmologistes commencent à se poser. Quand le malade ne peut plus concevoir qu'une issue heureuse, qu'il en vient à nier la possibilité d'une évolution compromettante, qu'il ne veut en rien être responsable des risques assumés, qui ne comprendrait que de nombreux chirurgiens renoncent à intervenir alors même qu'ils ont la conviction qu'ils pourraient radicalement – au prix d'un risque calculé – changer la vie de celui-ci ? Ils ne manquent pas d'arguments valables, ne serait-ce que dans l'évocation d'un recours en cas d'échec. Malheureusement, il n'est plus exceptionnel qu'un patient parfaitement prévenu des risques encourus, y compris les plus graves, abandonne les raisons de son consentement avisé à l'opération pour accuser son chirurgien de n'avoir pas amélioré (voire d'avoir aggravé, hélas !) son état antérieur. Et pourtant, dois-je préciser que dans ma longue carrière ce sont ces cas les plus périlleux qui ont conduit aux succès les plus gratifiants pour les malades ? À partir d'une stratégie audacieuse, cumulant des gestes aux risques admis, nous avons pu offrir à la plupart de nos patients ce qu'ils ont considéré être un petit miracle. Chaque année nouvelle me le rappelle par le biais d'une carte de vœux qu'ils peuvent encore couvrir de l'écriture dont je leur permis de retrouver l'usage. Leurs noms restent inscrits en ma mémoire, de même que ceux, beaucoup plus rares, pour lesquels je n'ai rien pu, malgré nos tentatives confiantes, alors que j'ai oublié les innombrables cas qui ne répondaient que d'une chirurgie ordinaire et qui en tout état de cause ne présentaient aucun risque d'une totale cécité. Oserai-je dire que de ceux pour lesquels j'eus le plus d'audace à entreprendre, le plus d'invention, je tire jusqu'à ce jour le plus grand bonheur et garde l'impression qu'ils furent, à n'en pas douter, la plus belle justification du choix de mon métier ? J'ose espérer que mes jeunes collègues, dont je comprends les craintes devant les exigences nouvelles des patients, puissent engager pour eux, en vertu d'un contrat de confiance analogue à celui qui liait nos aînés, les tentatives originales qui leur rendraient un peu de leur vision.

Nous avons négligé le risque mortel lié aux interventions oculaires, car il est exceptionnel. Il est toutefois terrifiant. En effet, une intervention sur l'œil provoquant un accident vital constitue un drame atroce partagé par la famille, le chirurgien, l'anesthésiste. Il y va d'une tragédie absurde ; perdre la vie pour récupérer la vue est *a priori* inconcevable, inacceptable. Ces conditions expliquent qu'un tel accident conduise souvent devant les tribunaux, à de rares exceptions près. Il représente la plus grande crainte du chirurgien et de l'anesthésiste qui l'assiste, dont les responsabilités sont indépendantes mais intimement reliées. Le fait reste heureusement très rare. Les raisons en sont que désormais, en ophtalmologie, le recours à l'anesthésie générale ne se pratique que chez le jeune enfant ou par défaut. Or il faut bien préciser que c'est en règle générale par accident anesthésique que la mort intervient soit immédiatement soit après l'intervention. Mais une anesthésie locale peut être aussi à l'origine d'un décès, situation exceptionnelle qui s'est néanmoins rencontrée, quoique demeurant très improbable.

Il y eut une époque, celle des années 1960, où les progrès effectués dans la qualité du geste opératoire ophtalmologique avaient remis à l'honneur l'anesthésie générale. C'est celle où j'en connus les risques mortels. Nous acceptions alors leur possible incidence dans des perspectives analogues à celles qu'éprouvaient nos collègues de chirurgie générale, mais avec cette terrible restriction que nous intervenions pour sauver la vue et non la vie. Fort heureusement, le retour de l'anesthésie locale comme procédure privilégiée en notre discipline a quasiment relégué le spectre douloureux de la mort peropératoire à un passé que nous ne regrettons pas. L'évoquer met cependant en jeu l'image que se fait le patient de sa fonction visuelle par rapport à son existence. La famille d'un patient décédé au cours d'une opération destinée à lui rendre la vue considérera, indépendamment de ce qu'il pouvait en penser, que « le jeu n'en valait pas la chandelle » et que c'était une erreur de la tenter. Aussi chargera-t-elle l'ophtalmologiste de la responsabilité de l'entreprise, le soupçonnant même d'avoir mal informé celui ou celle auquel il eût paru absurde de risquer sa vie pour un faible avantage visuel. À l'opposé, le patient qui sent décliner sa vision ou qui souffre d'un accident oculaire nécessitant un acte précisera que « la vue est tout pour lui » et ne refusera que rarement une décision chirurgicale, dût-elle requérir une anesthésie générale au cours ou au décours de laquelle l'accident mortel peut survenir.

Tant il est vrai qu'il est difficile d'estimer chez l'autre les conséquences d'un handicap, les difficultés de vivre que celui-ci entraîne et par là même les risques que l'on est déterminé à courir pour en atténuer les conséquences.

RÉVOLUTIONS OPÉRATOIRES

À l'évidence, la chirurgie repose sur un pari, celui de transformer une condition patho-logique en la possibilité d'une vie meilleure par une décision agressive. Elle s'impose dans des circonstances très différentes ; sans discussion possible s'il s'agit de sauver une vie compromise de façon aiguë ou chronique et dont l'issue sera, en l'absence de tout traitement, la mort ; par proposition raisonnée suggérant l'amélioration d'une fonction condamnée à se réduire voire à s'éteindre à défaut d'un singulier traitement. Mais ce pari, de toute façon, comporte par définition une part aléatoire. On comprendra qu'il faut au chirurgien une sérieuse confiance en les gestes qu'il a appris aux côtés de ses pairs, et les longues séries statistiques qui ont confirmé le bien-fondé de ses pratiques, pour assumer une telle responsabilité. Aussi cette confiance se confond-elle avec l'expérience qu'il entretient jour après jour dans sa salle d'opération en reproduisant scrupuleusement des actes qui lui permettront d'accomplir un ouvrage identique d'un malade à l'autre, à quelques variantes près. Artisanat éprouvé alliant à la fois automatisme et réflexion, soumettant en quelque sorte un geste qui va de soi à l'attention qui le veut aussi exact que possible. Situation qui le porte à éprouver, en fin d'intervention, la satisfaction évidente de posséder la solution la plus accomplie et la plus adaptée au cas qu'il s'est engagé à traiter. Répétition qui, loin d'être lassante, est plutôt une action rassurante liant le cas présent à tous ceux qui l'ont précédé et comportant de ce fait les mêmes raisons d'optimisme.

Cette expérience cumulée a permis de supprimer peu à peu les aléas que chaque temps opératoire réserve, à en trouver la parade, et à « standardiser » une action qui conduit constamment, ou presque, au succès postopératoire. Il en résulte une impression d'aisance du chirurgien que cette maîtrise conforte sans cesse. Maîtrise autrefois soumise à peu d'acquisitions nouvelles. Il fut un temps, en effet, où ce que le chirurgien avait appris au cours de son internat et de son clinicat servait son art pour la vie entière. N'intervenaient que quelques voies d'abord nouvelles, quelques modalités d'incision, de suture, qui répondaient aux mêmes façons d'agir, rapidement acquises, d'exécutions aussi manuelles que celles qu'on utilisait depuis toujours. Cet acquis précoce, peu susceptible d'évoluer, le confort que conférait cette stabilité offraient la possibilité d'une action performante et d'une paisible notoriété. Quelles que fussent les disciplines chirurgicales, toutes vécurent jusque vers les années 1960 selon un rythme de progression fort lent, les quelques avancées techniques ne pouvant guère bouleverser la « manière de faire » d'opérateurs peu troublés par l'obligation de les y introduire au sein de leurs procédures habituelles.

C'est plus récemment qu'une véritable révolution s'est imposée aux chirurgiens. Elle a troublé, à l'évidence, beaucoup d'entre eux qui se virent contraints de s'adapter à des méthodes dont ils n'auraient pu soupçonner qu'elles s'imposeraient aussi rapidement. Ces trente dernières années, ils ont été obligés non seulement de transformer leur savoir-faire, mais encore de concevoir des manières tout à fait différentes d'agir. Autrement dit, de quitter le confort de procédures qui jusque-là offraient à leurs patients, comme à eux-mêmes, des résultats fort convenables et quasiment assurés pour d'autres techniques chirurgicales dont, *a priori*, ils pouvaient douter qu'elles leur apportassent autant de sécurité et d'avantages.

Dans leur principe, ces nouvelles manières d'opérer se révélèrent d'emblée fort séduisantes. Elles impliquaient des technologies susceptibles de réduire les gestes contondants de la chirurgie classique, de les rendre plus précis, moins invasifs, moins agressifs finalement pour l'organe opéré et, partant, plus facilement supportés par le malade. De nombreux champs d'action furent inventoriés, susceptibles de bénéficier de ces nouvelles façons de concevoir l'acte chirurgical, que l'on pense à la « chirurgie endoscopique » utilisée pour extraire une vésicule biliaire, un ovaire, un appendice, réséquer un polype ou encore à la possibilité de l'abord direct d'un vaisseau, de s'introduire dans sa lumière et de le dilater afin de lui restituer une salutaire perméabilité. Combien d'interventions furent ainsi réduites à la « médicalisation » d'un acte antérieurement exclusivement chirurgical ? La dilatation des coronaires par voie endovasculaire se substituant dans un grand pourcentage de cas au pontage chirurgical en est l'une des illustrations les plus probantes. Simplification des temps anesthésiques, étroitesse des incisions, gestes peu traumatisants, suites opératoires étonnamment courtes et peu douloureuses, réhabilitation rapide, réduction des coûts caractérisèrent cette nouvelle approche de l'organe malade. Tous ces avantages étaient aisément démontrables mais exigeaient de savoir appliquer les nouvelles procédures et de quitter les rassurantes habitudes d'une pratique éprouvée.

On peut concevoir ce que furent les réactions des chirurgiens, forts de la longue expérience d'une pratique classique, à la publication des premiers résultats de ces méthodes révolutionnaires ! Que penser de l'audace de ces jeunes collègues n'hésitant pas à rendre obsolète un legs consacré par l'expérience et la tradition et qui avait si constamment fait ses preuves ? Souvent moins titrés que les maîtres qui leur avaient enseigné leur premier savoir-faire, ne les voyait-on pas soudain créer, *ex nihilo* ou presque, une méthode spectaculaire trouvant dans les médias un écho immédiat et plutôt favorable ? Interrogations dubitatives, tout d'abord, car que pouvaient valoir ces explorations endoscopiques contrôlées sur écran et ces gestes indirectement accomplis au niveau de l'organe malade, des machines complexes remplaçant la main ? Interrogations sécuritaires, ensuite, car quelles complications n'allions-nous pas constater après ces actes réalisés « à l'aveuglette » et selon un protocole ne respectant aucune des règles admises de prudence ? Interrogations académiques, enfin, car de telles méthodes, n'ayant plus rien de commun avec toutes celles dont il avait été solidement établi qu'elles étaient les plus sûres, n'étaient-elles pas sujettes à caution ? Mais l'inquiétude se fit d'une tout autre nature lorsque les patients, informés des avantages de ces nouvelles procédures, en vinrent à souhaiter qu'on les adoptât pour leur propre traitement et à quitter les uns pour rejoindre les autres. De ce débat, il est probable que le grand public ignora presque tout. Il traduisait cependant l'extraordinaire influence que les technologies modernes, l'informatique, l'imagerie médicale, la micromécanique et l'évolution des esprits avaient exercée sur le monde chirurgical en ouvrant une ère riche d'inventions sans précédent. Il s'agissait d'une révolution authentique. Révolution où l'imagination des chirurgiens rencontrait l'intérêt des compagnies industrielles dans un système désormais analogue à celui qui motivait les grands secteurs économiques et créait, volontairement ou non, une émulation par ou pour la consommation d'un acte médical devenu plus accessible, moins traumatisant, plus abstrait par opposition à ses classiques aspects sanglants et par là même plus aisément admis, voire réclamé par les patients. Révolution où le devoir et l'intérêt se superposaient, obligeant le chirurgien à s'aligner sur ce nouveau savoir et à substituer, au confort de l'habitude artisanale, le souci constant d'être « dans le vent », de maîtriser une technologie en permanente évolution. Révolution appréhendée avec naturel et enthousiasme par les plus jeunes, ressentie comme malvenue et inassimilable pour les plus vieux.

L'ophtalmologie, à l'image des autres disciplines, autant qu'elles et sinon plus, vécut cette même révolution et soumit ses chirurgiens aux mêmes évolutives contraintes.

LA FORCE DE L'HÉRITAGE

Sans doute ma génération gardera-t-elle le privilège insoupçonnable d'avoir conduit l'ophtalmologie, en matière de mœurs chirurgicales, d'un état très proche encore du XIXe siècle à celui que caractérisent les performances inouïes de notre pratique actuelle. Au cours de la décennie 1960, dans la France entière, on opérait quelque quinze mille cataractes par an, on intervenait tardivement sur les glaucomes, lorsque les menaces de cécité devenaient très réelles, on ne réappliquait les rétines décollées que dans un peu plus de soixante pour cent des cas, et les opérations réparatrices des paupières, des voies lacrymales, des strabismes, les greffes de cornée, les exérèses de tumeurs, en nombre cumulé, ne justifiaient, dans les services concernés, qu'une part assez réduite de leur activité.

Le XIXᵉ siècle avait eu le mérite de faire de l'ophtalmologie (alors l'oculistique) une spécialité à part entière. C'est la fréquence de la cataracte qui avait conduit peu à peu les chirurgiens à souhaiter qu'on se spécialisât dans son extraction. Maître Jan et Brisseau avaient, dès la fin du XVIIᵉ siècle, su démontrer que la cataracte était liée à l'opacification du cristallin et prouvé que son abaissement, dans le corps vitré, libérait la pupille en permettant ainsi de revoir. Les connaissances nouvelles de l'anatomie de l'œil avaient porté certains chirurgiens à inclure dans leurs activités des actes spécifiquement ophtalmologiques et à s'intéresser aux inflammations, aux tumeurs de l'œil et de l'orbite. Jacques Daviel, inventeur d'une nouvelle façon d'opérer la cataracte, par extraction, fut indirectement le grand promoteur de la discipline. Mais elle resta longtemps encore incluse dans le cursus de la chirurgie générale. Des chaires d'ophtalmologie furent créées en France mais attribuées, jusqu'en 1930 environ, à des chirurgiens généralistes qui se spécialisaient secondairement en ophtalmologie. Ce n'est qu'après la Seconde Guerre mondiale qu'une individualisation de l'enseignement fut définie et consacrée par un certificat d'études spéciales d'ophtalmologie. Certes, on n'avait pas attendu cela pour s'intéresser aux aveugles ; les Quinze-Vingts dataient de saint Louis, mais on n'y développa un grand centre hospitalier consacré aux maladies oculaires que beaucoup plus tardivement. Il exista aussi, surtout dans la seconde moitié du XIXe siècle, des écoles privées, rassemblées autour de quelques spécialistes qui développèrent à leur manière la discipline. Avec l'établissement d'un véritable cursus, après 1945, l'ophtalmologie se trouva enfin reconnue et remise entre les mains de professeurs formés à cet effet et susceptibles eux-mêmes de former des ophtalmologistes à part entière. L'internat y avait, déjà avant la guerre, recruté tous ceux qui allaient devenir nos maîtres.

Il sera difficile pour un jeune interne d'aujourd'hui d'imaginer que son collègue d'alors apprenait les techniques chirurgicales destinées à toute la pathologie de l'œil, lui qui s'engage à n'opérer que soit le segment antérieur de l'œil, voire une partie de celui-ci, soit son segment postérieur. Il lui sera pareillement inconcevable qu'il puisse dominer l'usage de techniques aussi différenciées que celles qui concernent chacun des tissus de l'œil. Conciliables en théorie et en son esprit, elles lui paraîtront trop distinctes eu égard à la grande pratique qu'elles exigent pour être efficacement performantes. Du temps de ma formation, les moyens chirurgicaux mis à notre disposition répondaient à la connaissance que l'on avait des pathologies traitées, somme toute, relativement sommaire. Le cristallin opaque, définissant la cataracte, devenant la raison d'un handicap majeur, il convenait de l'extraire. Depuis Daviel, c'est ce qui se faisait. On préférait, contrairement à ce que ce dernier avait recommandé, l'extraire en totalité. On réalisait pour cela, à la pique, puis aux ciseaux une large ouverture de l'œil au niveau de son limbe, et l'on saisissait à la pince ou à l'aide d'une petite ventouse, au travers de la pupille dilatée artificiellement, le cristallin que, par des mouvements de traction, on retirait de l'œil. On sectionnait plus ou moins largement l'iris et l'on plaçait, parfois mais non pas nécessairement, deux ou trois sutures de soie grossière. Une intervention très imprégnée encore d'un savoir-faire du XIX⁰ siècle, alliant rapidité, sûreté du geste, habileté, sang-froid, mais aussi fatalisme. Certes l'anesthésie locale, la dilatation pupillaire médicamenteuse, l'asepsie, les antiseptiques en avaient réduit singulièrement les complications. Mais il n'en restait pas moins que l'ouverture large de l'œil pendant quelques minutes s'accompagnait parfois d'une redoutable issue de corps vitré, souvent associée à une rupture du cristallin lors de son extraction.

Les suites en étaient fortement marquées, et l'acuité réduite à ce qu'imposait cette sorte de fatalité qu'un patient d'alors intégrait dans tout acte opératoire. Quelle qu'en fût l'issue, le patient, au travers de son gros verre correcteur, auquel il consacrait quelques semaines pour s'y habituer, honorait le chirurgien d'un bon sourire reconnaissant.

Si un décollement de rétine survenait chez ce même patient, le même chirurgien s'engageait à le traiter. Il s'efforçait de découvrir avec des moyens d'observation sommaires, les seuls dont il disposât, la ou les déchirure(s) responsable(s), afin d'en coaguler la zone de formation et parfois d'en rapprocher la paroi du globe oculaire par une indentation de celle-ci. Il était aussi à l'aise dans cette pratique que dans une autre et souhaitait fort que son patient appartînt aux soixante pour cent de bienheureux qui s'en trouveraient guéris plutôt qu'aux quarante pour cent dont l'œil deviendrait aveugle, ce dont on l'avait prévenu.

Il en était ainsi pour toutes les interventions que savait accomplir l'ophtalmologiste d'alors. Ce dernier avait le sentiment de dominer une discipline et d'être capable d'en assumer les devoirs. Les patients lui étaient liés par une sorte de confiance nécessaire, encore obscurément marquée par la longue subordination au destin qui caractérisait une population à laquelle on n'avait pas encore offert les raisons d'exiger.

Où les auraient-ils trouvées, alors que la société dans laquelle ils avaient été élevés les avait plutôt fait craindre qu'espérer, et que celle qu'ils allaient connaître balbutiait seulement les premiers termes de ses incroyables capacités de progrès ?

IRRUPTION DE LA MODERNITÉ

À partir des années 1970, l'ophtalmologie profita des progrès impliquant les disciplines dans leur ensemble où la diversité des antibiotiques, l'isolement de la cortisone, et la naissance d'une pharmacologie reposant sur des recherches biologiques et moléculaires avancées allaient permettre des actions thérapeutiques spécifiques d'une remarquable efficacité. La part médicale de l'ophtalmologie allait grandement en bénéficier. La part chirurgicale allait de son côté trouver ses avantages dans l'extraordinaire développement des technologies qui accompagna ces temps de grande prospérité économique. On peut situer cette époque comme celle qui allait marquer le départ d'une mutation telle qu'elle conférerait bientôt à la discipline son caractère chirurgical prédominant, aux dépens de ses exigences médicales.

Parmi les multiples facteurs qui sont intervenus en ce sens, réservons à la microchirurgie une place essentielle. Jusqu'alors les ophtalmologistes utilisaient pour opérer l'œil des lunettes-loupes qui amélioraient la précision de leurs gestes mais dont la rigidité optique, le grossissement limité, la focalisation unique ne permettaient guère d'apprécier la profondeur du champ opératoire, le rapport des diverses structures oculaires entre elles et n'amélioraient que faiblement les résultats. Aussi l'apparition de microscopes opératoires, et l'évolution rapide de leurs performances, constituèrent-elles une nouvelle façon de voir l'œil, de l'explorer, de le reconstituer avec ses structures transparentes superposées et d'en aborder la dissection avec la précision que l'on développerait naturellement pour un organe de plus grand volume, plan par plan, d'autant plus que l'exploration du champ selon les quatre points cardinaux, une mise au point ajustable et le choix du grossissement adapté à l'action en cours obéissaient désormais aux commandes des pieds pendant que les mains opéraient. Il ne m'est pas de souvenir plus enthousiaste que celui du jour où j'eus à ma disposition mon premier microscope opératoire.

Par son usage naissait ce que l'on dénomme depuis la microchirurgie. Premier rendez-vous avec le progrès qui fit ses premières victimes parmi les chirurgiens. L'irruption dans leurs habitudes d'une nouvelle façon d'observer, d'en tirer profit supposait une adaptation visuelle non négligeable et en quelque sorte un nouvel apprentissage auquel se soumirent très aisément les jeunes, dont je faisais partie, mais beaucoup plus difficilement ceux dont la presbytie figeait déjà leur accommodation. Première modification sensible, aussi, d'une manière d'opérer qui marqua notre corporation. Ce n'était toutefois qu'une transformation relative de nos manières d'agir qui ne modifiait pas encore radicalement les procédures opératoires. Aussi nombre de nos maîtres d'alors, dont la plasticité accommodative faisait résistance au microscope opératoire continuèrent à user de leurs lunettes-loupes sans démériter. Toutefois c'est à l'usage de celui-ci que s'entrevirent toutes les possibilités d'une chirurgie oculaire différente. La miniaturisation des instruments, conforme à la volonté d'accomplir des actes adaptés à l'échelle microscopique de l'œil, et l'imagination des chirurgiens allaient ouvrir toute une aire d'activité hier encore insoupçonnée. La main davantage contrôlée par un regard magnifié allait susciter, à partir de la précision qu'elle obtenait de chacune de ses actions, un nouveau souci de qualité du geste, et lancer des modalités très évolutives. En quelque sorte, le reliquat de fatalité hérité de la chirurgie traditionnelle, dont les moyens occultaient le contrôle précis de chacune des actions microscopiques que l'ophtalmologiste réalisait, allait disparaître au profit d'un perfectionnisme de plus en plus affiché.

Tous les domaines de la discipline allaient se trouver ainsi revisités. Celui de la cataracte, qui connaîtrait les plus grands bouleversements mais qui allait déjà bénéficier des précisions apportées à l'incision, aux manœuvres ou variétés d'extraction du cristallin, voire aux premières implantations (malheureuses) de cristallins artificiels. Celui du glaucome, où la miniaturisation des interventions filtrantes du limbe et surtout le contrôle peropératoire de leur réalisation. Celui de la greffe de cornée surtout dans lequel la microchirurgie apporta sans doute le plus d'avantages. C'était mon domaine. Nous vivions alors la période la plus faste de ce chapitre, que le vocabulaire savant nomme « kératoplastie », sous l'égide de mon maître, Guy Offret, qui en avait été le pionnier. Nous ne souffrions alors d'aucune restriction dans les conditions de prélèvement de cornées de donneurs décédés, qu'une loi imprécise nous permettait de collecter en grand nombre et qu'aucun incident grave n'avait encore engagé à revoir et à corriger. Leur réalisation, avant l'invention du microscope opératoire, pour correcte qu'elle était n'en restait pas moins soumise au grossissement imparfait que les lunettes-loupes nous offraient. Aussi le microscope opératoire, là encore nanti de toutes ses facilités, rendit-il infiniment plus simples et précises les seize sutures fines qu'il convenait de réaliser dans les cas les plus ordinaires, mais aussi d'associer à la greffe l'extraction simultanée du cristallin ou une intervention filtrante antiglaucomateuse. Sans doute la chirurgie du décollement de rétine fut-elle la dernière à bénéficier de cette révolution, mais l'invention de nouveaux moyens de créer l'adhésion rétinienne, et surtout d'une instrumentation visant à porter les actions à l'intérieur de l'œil, donnerait-elle plus tard, à la microchirurgie, ses plus beaux titres de noblesse.

Cet énorme avantage instrumental nous fut offert au moment même où, le développement économique aidant, le nombre de voitures circulant sur des routes, et non pas encore des autoroutes, croissant, les accidents de circulation augmentèrent d'une façon tragique. Les plaies du globe oculaire par pare-brise étaient innombrables, quotidiennes et si multiples chaque *week-end* qu'elles constituaient pour nos services d'urgence un vrai défi. Elles posaient, chacune à sa manière, des problèmes chirurgicaux redoutables. Les verres Securit d'alors se brisaient en des milliers de fins morceaux coupants qui, certes, ne sectionnaient pas la carotide mais mutilaient l'œil, ou les deux yeux d'horrible façon. Seules les mesures exigeant l'emploi du verre feuilleté et le port obligatoire de la ceinture réussirent à réduire leur nombre et à arrêter cette longue série d'accidents pourvoyeurs d'aveugles. Je garde en ma mémoire l'extraordinaire avantage du microscope opératoire dans l'exercice de la chirurgie complexe que ces accidents nous imposaient. On lui doit, ainsi qu'à tous les développements techniques qui ont accompagné sa naissance, d'avoir réduit le nombre de cécités et d'avoir permis à beaucoup de globes oculaires de conserver sinon une acuité notable, au moins une vision utile.

Une dynamique chirurgicale animait désormais les ophtalmologistes et ne les quitterait plus. Elle allait stimuler beaucoup de nos collègues, qui se métamorphoseraient de plus en plus en chirurgiens à part entière. L'évolution de la discipline devait, pour d'autres raisons, favoriser cette orientation. L'essor de technologies nouvelles, qu'elles concernent l'usage du froid (cryocoagulation), de la chaleur (cautérisation), des lasers (photocoagulation, puis photorupture, photoablation), des appareils favorisant l'imagerie (angiographie, échographie, scanner, IRM) ou les appareils de chirurgie (phacoémulsification, vitréotome), et surtout le dessin de prothèses optiques intra-oculaires tolérables (les implants cristalliniens), en associant leurs avantages, allaient stimuler les imaginations, et partant, orienter aussi chacun des ophtalmologistes vers une discipline de plus en plus spécialisée. Non seulement celle qui concernerait le segment antérieur de l'œil (cornée, cristallin, et angle iridocornéen, portant les pathologies de ces trois tissus), celle qui concernerait le segment postérieur (corps vitré, corps ciliaire, rétine et nerf optique), ou encore l'orbite et ses annexes, mais aussi, à l'intérieur même de ces trois grands groupes, celle qui se réduirait à un unique tissu oculaire. Sans compter que les avancées considérables de la recherche nourriraient toutes ces sections d'intérêt des étonnantes découvertes relatives à chacune d'entre elles. Des associations scientifiques, des congrès, des séminaires regrouperaient désormais les spécialistes de la cornée, de la rétine, ou du glaucome d'une façon beaucoup plus attrayante qu'auparavant car focalisant l'intérêt passionné de chaque spécialiste sur un thème choisi.

De cette subdivision des vocations a résulté le fantastique développement de notre discipline. Sans être spécifique de l'ophtalmologie, car relevant d'un essor universel des savoirs médicaux, cette promotion de la science de l'œil

dans notre société s'est traduite par une média-
tisation nouvelle de ses effets, contrastant avec
la discrétion passée, et dont on mesure encore
chaque jour l'importance.

NOUVEAUX HORIZONS

Je n'échappais pas à cette ambiance nouvelle de l'ophtalmologie. Je la vivais alors sous la direction de mon maître Guy Offret, avec lequel j'avais quitté l'hôpital Cochin pour l'Hôtel-Dieu dont il était devenu le patron du service d'ophtalmologie. Chef de clinique à ses côtés, j'allais bientôt, comme mes collègues, abandonner la polyvalence de mes fonctions pour me consacrer aux affections du segment antérieur de l'œil et plus particulièrement aux greffes de la cornée. Bien avant que ne se transformât radicalement notre discipline, et ma situation, je n'avais guère perdu ce qui avait été la motivation essentielle de mon adolescence, cet intérêt pour la biologie qui m'avait initialement égaré vers la préparation du concours de l'École normale supérieure, comme je l'ai relaté plus haut. Mes études médicales m'avaient donné l'occasion d'en aborder les aspects théoriques, au gré des programmes obligatoires, mais aucunement celle de participer à une recherche de laboratoire. J'en remettais l'espoir à des temps ultérieurs sans d'ailleurs avoir à ce sujet de projet bien précis. Mais le destin allait m'offrir, dans les circonstances les plus inattendues, la possibilité d'exaucer ce vœu cher à mon cœur.

Comme tous les étudiants en médecine de mon temps, à vingt-sept ans, terme ultime du sursis qui leur était accordé, il me fallut remplir mes obligations militaires. En principe, tous les aspirants formés après leurs « classes » devaient partir en Algérie, où la « pacification » exigeait leur présence. J'en étais exclu pour deux raisons : la première parce que j'étais pupille de la Nation ; la seconde parce que mon cadet, polytechnicien, officier, y était déjà engagé et que deux frères n'étaient jamais envoyés simultanément. Je dois à ces deux raisons d'être resté en France. Tout d'abord à Metz, à l'hôpital Legouest, où j'exerçais les fonctions mixtes d'ophtalmologiste et d'oto-rhino-laryngologiste. Déjà « débrouillé » en la discipline que j'avais choisie, je ne pense pas que les recrues de la VIIe Région souffrirent beaucoup de mes compétences modestes en ophtalmologie, mais je n'en dirais pas autant de celles que j'étais supposé avoir en oto-rhino-laryngologie. Même aidé des conseils de mon commandant, fort sympathique, qui m'en apprit les rudiments, je suis convaincu d'avoir souvent abandonné dans l'arrière-gorge de mes pauvres patients la moitié des amygdales que l'on me demandait d'extraire. J'en devins davantage spécialiste du traitement par tamponnements des hémorragies abondantes qui suivaient mes actes incomplets que de celui des amygdales ellesmêmes. Du moins m'y employais-je avec la meilleure volonté du monde, mais aussi une insatisfaction qui me faisait souhaiter un changement d'affectation. Je m'imaginais mal exercer cette double fonction pendant encore deux années, comme me le laissaient supposer les événements.

Je connaissais le médecin-colonel Paul Payrau, chef du service d'ophtalmologie du Val-de-Grâce. Je lui avais été présenté par le professeur Paul Brégeat alors que j'étais son collaborateur dans le service de neurochirurgie du professeur David à l'hôpital Sainte-Anne. J'avais écouté ses communications dans les sociétés savantes, j'avais apprécié ses thèmes d'intérêt. Aussi me vint-il à l'idée de tenter de le rejoindre à Paris, dans un service où je serais apparemment plus utile qu'à Metz et moi-même plus heureux. J'en confiai la tentative à mon épouse, qui, chargée de cette délicate ambassade, lui proposa mes services. Bouteille lancée à la mer, quoique savamment orientée dont je ne savais si l'on en déchiffrerait l'ardent message ? Conformément à ce que j'espérais, il fut compris au-delà de ce que j'en pouvais attendre. Il ne fallut que quelques semaines à

Paul Payrau pour que je quitte Metz et le rejoigne à Paris. La rencontre avec l'homme que m'avait réservé cette mutation reste à n'en pas douter l'une des plus déterminantes de mon existence. Tout d'abord par la qualité de celui que j'allais désormais considérer comme l'un de mes maîtres. Sachant allier l'autorité à la courtoisie la plus charmante, il recelait une vivacité d'esprit qui l'inclinait à assortir chacun de ses gestes de clinicien d'une réflexion fondamentale de vrai chercheur. Exactement ce que j'attendais. J'en devins le miroir, et l'interlocuteur privilégié.

Il ne fallut pas quinze jours pour que nous nous associions dans une entreprise de recherche au sein de laquelle je lui offrais tout le temps libre dont je disposais bien plus facilement que ses propres assistants militaires. La cornée le passionnait. Ce verre de montre placé devant l'iris, transparent comme de l'eau, de quoi était-il fait, où résidait son secret ? Questions depuis longtemps résolues à l'heure qu'il est, mais dont, avec lui et tous ceux qui devaient nous rejoindre, nous avons amorcé les réponses. Grâce à lui, je m'intéressais aux greffes de la cornée. J'en effectuais, au Val-de-Grâce, des centaines chez le chien, le lapin et le chat. Je m'exerçais à la chirurgie expérimentale, dont on allait tirer des conclusions biologiques majeures pour l'époque. Nous rejoignions ensemble les autres groupes de recherche, principalement américains.

À son départ pour les États-Unis, à Boston chez Claes Dohlman, l'homme fort alors de la recherche en cornée, Paul Payrau me fit responsable, en son absence, de son laboratoire de recherche du Val-de-Grâce, alors même que j'avais regagné la vie civile et les hôpitaux de Paris. Je vivais enfin le rêve que j'avais entrevu. J'entreprenais avec l'aide de mon ami et collègue Jacques-Louis Binet d'apprendre à manipuler et à exploiter la technique nouvelle de la microscopie électronique. Instrumentation sensible, coûteuse, de manipulation si délicate qu'on ne l'abordait qu'avec précaution et autorisation préalable du chef de laboratoire responsable. Je dois à Jacques-Louis d'avoir été initié clandestinement à son maniement dans les laboratoires de ses patrons Jean Bernard et Marcel Bessis. Je le retrouvais tard le soir, à l'insu de tous, pour de longues séances au cours desquelles je déchiffrais les secrets des préparations de cornée que ma laborantine élaborait. Clandestins de la science, nous fûmes parfois surpris en flagrant délit, mon complice n'hésitant pas, un soir où Marcel Bessis était revenu inopinément, à prendre ma place devant la colonne du microscope après m'avoir rapidement enfermé dans un placard. J'entends encore les explications embarrassées de Jacques-Louis relatives au tissu qu'il explorait, qui ne ressemblait en rien aux cellules sanguines qui étaient alors les grandes vedettes du laboratoire et dont Marcel Bessis ne pouvait reconnaître aucun des stigmates morphologiques dans ces amas de fibrilles de collagène qui composent la cornée. Le temps passé dans ma prison de fer me parut bien long, pendant que les deux compères se livraient à un débat scientifique au cours duquel Jacques-Louis affichait un zèle inaccoutumé, dont il espérait qu'il effacerait les incohérences de ses propos antérieurs. Je lui dois d'avoir complété mon apprentissage à Saint-Louis, dans le laboratoire du professeur Jean Bernard, avec la même discrétion, en me faisant bénéficier des nouvelles techniques et des nouveaux instruments mis à la disposition de ses morphologistes, et d'y avoir acquis définitivement la formation qui me permettrait d'embrasser, parallèlement à ma carrière de clinicien, celle de chercheur. Aux uns et aux autres de ces maîtres ou amis, je suis donc infiniment reconnaissant car ils orientèrent indirectement ma vocation pour la recherche et tracèrent le chemin qui devait me conduire, un jour, à la tête de la première et seule unité de recherche en ophtalmologie française et à regrouper ainsi, autour de moi, une grande partie de ceux qui lui donneraient l'expansion qu'elle connaît actuellement.

Ce retour de ma première vocation devait influencer notablement ma carrière de clinicien par l'objet même de mon intérêt scientifique, la cornée. Toutes les études qui la concernaient passaient par la nécessité d'en collecter le plus grand nombre. Il m'importait, après en avoir défini les caractères normaux, d'en déterminer les causes intimes d'altération. Le champ d'investigation était si vaste qu'il m'offrait la possibilité de choisir les cas qui m'intéressaient le plus. Nombre de cécités cornéennes étaient dues à des altérations progressives de la transparence du tissu cornéen, de nature génétique. Le classement de ces « dystrophies familiales » avait été établi à partir des différences cliniques que marquait leur aspect. N'y correspondaient alors que des descriptions partielles des altérations qui les caractérisaient. On en attendait une exploration beaucoup plus précise par le microscope électronique qui, en en grandissant fabuleusement les structures, leur conférerait certaines particularités. Au classement clinique de ces dystrophies se superposerait un classement selon leur structure intime qui confirmerait leur spécificité. Un inventaire précis en fut ainsi établi par l'ensemble des équipes qui travaillaient parallèlement avec nous sur le même sujet et avec lesquelles nous étions en constante relation, inventaire qui a permis aux chercheurs qui nous ont succédé d'accorder à beaucoup de ces dystrophies familiales une étiquette génétique extrêmement précise et d'entrevoir, dans un avenir proche, des solutions thérapeutiques géniques.

Bien d'autres sujets « cornéens » retinrent notre attention ; le kératocône, caractérisé par une lente déformation de la courbure de la cornée à l'origine d'un astigmatisme progressif et qui fut l'un des sujets majeurs de mon laboratoire, mais aussi l'évolution des greffes, et plus récemment les modalités de réagir de la cornée sous l'action des lasers qui en modifient la forme afin de corriger la myopie ou les troubles de la réfraction. Ce mobile puissant orientait inéluctablement ma carrière vers davantage de chirurgie. Celle-ci alliait le bénéfice de la greffe destinée au malade à celui d'un prélèvement nous permettant d'augmenter nos connaissances sur les raisons qui avaient motivé l'acte. Les greffes de la cornée constituèrent dès lors l'axe autour duquel je construisais mes tableaux opératoires ; elles me firent définitivement opter pour les opérations du segment antérieur auquel les progrès techniques allaient rapidement conférer une place considérable. Ainsi devins-je moi-même chirurgien, exclusif, et de moins en moins médecin, mais tourné vers une sélection de cas pathologiques qui m'autoriseraient, ainsi que mes collaborateurs, à vivre à la fois les résultats cliniques et les déductions scientifiques de l'analyse des pièces anatomiques que l'on récoltait, tous mes amis du laboratoire de l'INSERM que je dirigeais s'évertuant, grâce aux techniques savantes qu'ils développaient sur leurs paillasses, d'en percer les secrets. Je dois à cette association la plus grande part du bonheur que me procura ma vie professionnelle et reste reconnaissant à tous ceux qui acceptèrent d'en partager la réalisation, que ce fût à mon côté en salle d'opération ou au laboratoire, lors de nos réunions du mardi qui nous rassemblaient autour de sujets que nous étudiions avec passion.

L'ACTION ET L'ÉTHIQUE

J'ai décrit ailleurs toute la gravité qui entoure la réalisation d'une greffe de la cornée. Assumer le rôle d'intermédiaire technique entre celui qui, par sa volonté, a donné sa cornée et celui qui la reçoit ne m'est jamais apparu indifférent, loin de là, mais l'avouerai-je, plutôt sacré. Sans doute m'en reste-t-il les impressions que le devoir m'imposait, au début de mon internat, d'aller prélever moi-même à la morgue l'œil dont je trépanerais la cornée transparente afin d'en doter le malade, aveugle de sa cornée opaque. Impressions qui mêlaient aux gestes que j'accomplissais les images de celui qui dormait mutilé dans l'éternité. Sensiblerie, peut-être, de la part de celui dont c'était le métier. Hommage inconscient, sans doute, pour celui auquel la loi m'avait autorisé à prélever l'œil sans qu'il ait eu lui-même jamais l'occasion d'en donner son consentement, ni même d'en évoquer la possibilité. Manœuvre merveilleusement utile, mais choquante, admettons-le, qui devait inévitablement un jour se révéler publiquement comme telle.

On sait combien la prise de conscience collective de ce problème affecta nos habitudes. Qu'il s'agisse de greffe de cornée ou de greffe de rein ou de cœur, dont les effets sont indiscutablement salvateurs, les règles qui les concernent ne peuvent échapper à la connaissance de ceux qui s'engagent à les rendre possibles, les donneurs et leur famille, et n'appartenir qu'à ceux qui les réalisent dans l'obscurité de pratiques qui restent, en tout état de cause, d'une nature très particulière. Dans les années 1980, un scandale, osons le mot, interrompit pratiquement, en raison de décisions précipitées de nos instances de tutelle, tout prélèvement de cornée en France pour plusieurs années consécutives. Au moment où partout ailleurs fleurissaient les techniques qui permettaient de développer les méthodes de conservation des cornées, de favoriser leur protection immunitaire et d'accroître le nombre de ceux qui pouvaient en bénéficier, s'immobilisaient les activités de la Banque française des yeux, dont j'étais alors le président. Années noires pour nos patients qui alignèrent leurs noms sur des listes interminables les contraignant à attendre pendant quelque trente mois qu'on les convoquât. Années déplorables pour les chirurgiens de la cornée qui ne réalisaient plus que quelques transplantations dans l'année. Précisons en outre que l'incidence du sida compliquait singulièrement la question de la sécurité des prélèvements et que, en ces temps où les mesures de prévention, de détection sérologique se mettaient en place, nous craignions grandement de transplanter un greffon contaminé, comme on sut bientôt que c'était, hélas, possible. Ce ne fut qu'à la suite de la création de l'Établissement français des greffes, et de l'efficace direction que lui imposa notre collègue Didier Houssin, qu'enfin s'imposèrent des règles qui permirent aux ophtalmologistes de renouer avec leurs habitudes. Pour avoir participé longuement aux travaux qui les établirent, je dois souligner qu'il fut extrêmement profitable à tous les acteurs de la greffe – chirurgien, préleveur, donneur d'organes – d'aborder l'ensemble du problème sans aucune restriction, d'irriter au besoin leurs convictions intimes afin d'extraire de ce lien si particulier, artificiel même, provoqué entre les êtres, les tabous qui les habitaient. À tel point que la relation primitive, établie dans ma jeune conscience d'interne avec le donneur, s'en trouva transformée par le consentement au prélèvement désormais obligatoire, les procédures d'exceptionnelle sécurité déployées, les formes de délivrance des greffons soumises à des contrôles de qualité et les procédés de conservation standardisés.

Heureux mes jeunes collègues auxquels il fut permis de retrouver la sérénité d'un acte auquel j'attribue toujours mes préférences ! Il n'en restait pas moins que le retour à une situation normale avait exigé un bien long temps dont j'avais disposé au profit d'autres activités chirurgicales.

UNE ÈRE DE GRANDES AVENTURES

Il n'est pas d'intervention sur l'œil qui se puisse trouver antérieure à celle de la cataracte. Les attestations de l'abaissement du cristallin se retrouvent dans la plus haute Antiquité. Abaissement par l'intermédiaire d'une épine raide, introduite au travers de la sclérotique (le blanc de l'œil) un peu en arrière de la cornée et transfixiant le cristallin opaque, afin de le faire chuter dans la cavité, elle-même occupée par un liquide plus ou moins visqueux que l'on nomme le corps vitré. L'obstacle opaque, que constitue derrière la pupille, le cristallin, étant retiré de l'axe optique, les rayons lumineux peuvent à nouveau éclairer la rétine et y former à nouveau une image. Laquelle ? Une image absolument floue pour un œil de longueur normale, mais infiniment appréciée de celui qui n'y voyait plus rien, et qui pouvait retrouver quelque activité par le biais de cette acuité visuelle « ambulatoire » et non chiffrable. Cette méthode fut, à peu de chose près, la même jusqu'au XIXe siècle, sinon qu'on parvint dès la Renaissance à faire bénéficier d'une correction optique un nombre de plus en plus grand de patients opérés. Sous Louis XIV, l'intervention n'avait guère varié sans que l'on sache encore en quoi consistait exactement l'abaissement que les chirurgiens pratiquaient. Il fallut attendre les observations de Maître Jan, Brisseau, Saint-Yves qui démontrèrent comment l'opacité que l'on voyait derrière la pupille était liée, non pas à des « humeurs », mais au cristallin et qu'en agissant sur celui-ci on ne détruisait pas la vision, comme le prétendaient certains chirurgiens en n'accordant à la rétine et au nerf optique qu'un rôle accessoire. Au contraire, on la restituait.

L'abaissement est une méthode à laquelle ont encore recours des « praticiens » traditionalistes en Afrique de même que dans certaines régions de la Chine. Mais l'on doit à un médecin français, Jacques Daviel (1693-1762), d'avoir inventé la manière moderne d'opérer la cataracte et d'avoir condamné cette vieille méthode. Il en a tiré une réputation immortelle, étant sans doute le seul ophtalmologiste dont tous les savants du monde connaissent le nom. J'ai raconté ailleurs son extraordinaire odyssée. Pour ce qui nous concerne, précisons qu'il réussit à convaincre l'opinion de son temps qu'il fallait « extraire » le cristallin de l'œil si l'on voulait que le résultat de l'opération fût stable, durable et débarrassé des complications fatales de l'abaissement. La conversion de ses collègues se fit lentement mais sûrement. Un siècle plus tard seulement, on reconnut universellement qu'il avait raison. C'est qu'abaisser le cristallin en introduisant une aiguille dans l'œil était beaucoup plus simple que d'ouvrir celui-ci avec une pique, de compléter l'incision avec des ciseaux, pour atteindre au travers d'une pupille non dilatée ce même cristallin dont on ouvrait l'enveloppe afin d'en faire sortir le contenu, son noyau opaque, que l'on évacuait de l'œil par une légère pression. Sans anesthésie, je le souligne. Manœuvre complexe, que l'on voulait imposer à des chirurgiens attachés au confort de leurs habitudes, déjà, et qui préféraient ignorer les complications tardives de leur abaissement plutôt que celles qu'ils affrontaient d'emblée en ouvrant largement l'œil d'une façon maladroite et ignorante. Daviel sortit ainsi vainqueur de son combat bien après qu'il eut quitté ce monde. D'autres progrès l'y avaient aidé. La découverte de la cocaïne dont on dit qu'elle fut utilisée la première fois pour le père de Freud, celle de l'atropine permettant de dilater la pupille et d'aborder le cristallin plus aisément, enfin celle de l'asepsie à la suite des travaux de Pasteur. De telle sorte que, jusqu'en 1925 environ, on opéra la cataracte à la manière de Jacques Daviel, de façon « extracapsulaire », c'est-à-dire en ouvrant la capsule du cristallin pour en extraire le noyau mais en la laissant en place. Il en résultait souvent que des reliquats, parfois très abondants, obstruaient secondairement la pupille et conduisaient à réopérer – inconvénient qui conduisit bon nombre de chirurgiens à proposer qu'on enlevât le cristallin en totalité, à savoir le noyau dans sa capsule, de façon « intracapsulaire ». C'était la méthode qu'on enseignait quand je commençais mon internat et dont j'évoquais plus haut la manœuvre.

Des débats animés régnaient alors entre les opérateurs vantant qui la pince, qui la ventouse pour saisir le cristallin, ou bien opposaient ceux qui ouvraient largement la pupille en excisant une part notable de l'iris, à ceux qui s'indignaient qu'on pût pratiquer autre chose qu'un petit orifice sur sa racine. L'un d'eux, à la manière des anciens, ne plaçait aucune suture sur l'incision et ne contrôlait les effets de son intervention qu'après trois jours de pansement, ce qui m'horrifiait, mais tous les autres plaçaient trois sutures de soie noire, monstrueuses, qui entraînaient une réaction violente mais salutaire à la cicatrisation. La cryoextraction, consistant à placer sur la capsule une cryode de métal et à en congeler l'extrémité pour saisir en un bloc glacé le cristallin ainsi solidifié, fut sans doute un progrès, de même que l'usage contrôlé de l'alphachymotrypsine, une enzyme qui, injectée dans l'œil, dissolvait le ligament maintenant ledit cristallin et facilitait son extraction en évitant les ruptures ; mais ces deux nouveaux apports techniques ne modifiaient en rien les conditions postopératoires. Celles-ci participaient hautement au désagrément de l'intervention. On imposait au malade une hospitalisation de huit jours avec station allongée qui favorisait, chez des sujets prédisposés, l'apparition d'une phlébite avec son risque d'embolie pulmonaire mortelle. La restauration de la vision n'était pas immédiate. On considérait qu'il fallait attendre deux mois avant que l'on prescrive le verre adéquat dit « d'aphake » (sans cristallin) et de forte puissance. On s'y adaptait difficilement, surtout en cas de correction monoculaire. Des fractures du col du fémur n'étaient pas rares tant les conditions de cette vision corrigée restaient artificielles et nécessitaient qu'on s'y habitue.

Heureux ceux qui pouvaient tolérer les lentilles de contact qui vinrent relayer avec bonheur ce mode archaïque ; l'apparition de nouveaux matériaux, souples, et l'intérêt que portèrent à leur développement et à leur adaptation de nombreux ophtalmologistes conférèrent à celles-ci un avantage indiscutable en matière de correction optique postopératoire de la cataracte. Leur tolérance, sans nécessiter un retrait quotidien et les conditions sécurisées d'un port permanent, changea la vie de nombreux opérés qui abandonnèrent allégrement les lourdes lunettes pour ces petites aides invisibles qui leur restituaient une vision enfin comparable à ce qu'elle avait été dans leur jeunesse.

Alors que la grande majorité des ophtalmologistes adoptaient une tradition éprouvée, source de résultats sinon brillants mais acceptables, certains d'entre eux rêvaient donc de tourner le dos à ces antiques façons d'opérer la cataracte et envisageaient des solutions nouvelles. Les unes avaient pour but de réduire les risques chirurgicaux en diminuant l'ouverture de l'œil et en créant des nouveaux modes d'extraction du cristallin ; les autres, pour finalité d'associer à l'extraction le remplacement du cristallin par une prothèse optique transparente. Ces tentatives furent à l'origine des méthodes que nous employons actuellement et qui ont révolutionné à la fois les manières d'opérer des chirurgiens mais aussi les résultats qu'ils obtiennent et qui reçoivent de la part des patients un accueil des plus favorables. Il fallut cependant de nombreuses années avant que ne se conjuguent les avantages de ces deux sources d'inspiration qui changeraient radicalement la nature des services rendus à nos malades.

L'aventure des implants cristalliniens est née dans l'imagination d'un ophtalmologiste anglais, Ridley, dans les suites immédiates de la dernière guerre mondiale, à partir du constat qu'il avait pu mener auprès des anciens pilotes de la RAF, blessés au cours des combats aériens pendant la bataille d'Angleterre ; il avait remarqué que certains d'entre eux recelaient dans leurs yeux des éclats du pare-brise de l'avion qu'ils pilotaient, sans que s'en manifeste une quelconque intolérance. Le matériau à partir duquel étaient moulés les pare-brise était une sorte de plastique dénommé *plexiglass*. Sa bonne tolérance, sa « biocompatibilité », firent concevoir au docteur Ridley qu'il pourrait l'utiliser pour élaborer une prothèse optique de la taille du cristallin, et de même puissance, afin de l'implanter dans l'œil d'un patient dont on viendrait d'opérer la cataracte. Il opta pour une forme naviculaire de cet implant qu'il destina à la chambre antérieure de l'œil, en le plaçant juste au-devant de l'iris percé de sa pupille. Il fit réaliser un modèle, l'implanta et fut étonné par la qualité des premiers résultats optiques obtenus. Ses patients s'émerveillaient d'avoir recouvré une vision en tous points comparable à celle, normale, qu'ils avaient eue avant que ne se développe la cataracte – une vision qui de loin ne nécessitait aucune correction complémentaire par lunettes et qui était facilement améliorée, de près, par des verres de presbyte classiques. Il entreprit d'opérer une longue série de malades et, ayant révélé ses résultats spectaculaires, entraîna à sa suite d'autres chirurgiens, Barraquer en Espagne, Strampelli à Rome, qui adoptèrent des solutions voisines.

La communauté des ophtalmologistes fut loin de partager leur ferveur. L'inclusion d'un corps étranger dans l'œil, de facture encore fort grossière, ne leur semblait pas devoir présager de bonnes choses. Les collègues, dans leur ensemble, restèrent très méfiants à l'égard de ces pairs dont le courage à innover n'avait d'égal que l'enthousiasme qui les portait à opérer de plus en plus de malades. Un fort courant critique se manifesta à leur encontre dont il faut dire qu'il ne s'appuyait au départ que sur des présomptions théoriques, relatives à la nuisance supposée de la méthode, mais que confirma malheureusement après quelques mois la survenue de complications graves, très graves même qui condamnèrent ces premiers essais au départ si prometteurs. Beaucoup d'yeux implantés perdirent leurs belles capacités de voir et leur vision même se réduisit à une bien pauvre perception confinant à l'état de cécité. Cette première manche était manifestement perdue et leurs auteurs rejoignirent fort dépités le clan des pratiques ordinaires. On crut définitivement abandonné le rêve qu'ils avaient caressé, mais on restait marqué par l'étonnant résultat visuel qui avait été généralement obtenu, au moins pendant un certain temps, avec leurs implants. Il restait en chacun, qu'il ait cru à l'hypothèse ou qu'il n'y ait pas cru, le sentiment qu'une approche avait été tentée d'une solution qui se voulait idéale dans son résultat et qui l'avait été temporairement, mais de façon éclatante. Se pouvait-il qu'il n'en restât rien et qu'on n'en pût rien retenir ? D'autant plus que quelques patients démontraient que, chez eux, le résultat s'était maintenu et qu'ils n'avaient rien perdu de ses qualités. Rares exceptions cependant, mais suffisantes pour qu'on puisse considérer que l'échec n'était pas fatal et que quelque facteur était responsable de cette particularité.

Aussi, après un temps de réflexion, certains ophtalmologistes ne purent se résigner à concevoir qu'il n'existât aucune solution au problème que ces pionniers avaient posé. En Hollande, Worst et Binkhorst allaient reprendre discrètement les recherches, et modifiant peu à peu les techniques opératoires, les lieux d'implantation, la forme des implants, leur nature, révéler à leurs collègues, par courtes séries, les possibilités de réaliser l'implantation d'un cristallin artificiel sans encourir fatalement des complications redoutables. Des confrères d'outre-Atlantique faisaient écho à ces travaux avec le même optimisme. La communauté des ophtalmologistes, encore soumise à des impressions qui semblaient avoir confirmé la sagesse de ses avis passés, se tint à distance mais examina avec attention ces nouvelles propositions et attendit, sceptique, qu'un recul suffisant confirmât la bonne tolérance que l'on semblait conférer à ces nouveaux implants. Le miracle voulut qu'en quelques courtes années la démonstration en fût faite et qu'il fût possible de corriger un malade opéré de cataracte par l'implantation simultanée dans son œil d'un implant cristallinien. La qualité incomparable des résultats optiques et la satisfaction exceptionnelle du patient convainquirent à l'évidence une majorité de chirurgiens. Une part d'entre eux résista aux sirènes de la modernité, et continua de refuser l'implantation. Ceux-là alléguaient des raisons qui pouvaient encore justifier leur attitude, dans la mesure où il fallut une bonne dizaine d'années avant qu'on trouvât la parade aux complications spécifiques des implants – car il y en avait encore, certes beaucoup plus rares, ne comportant pas le risque de perdre définitivement un œil, mais plus insidieuses.

Plusieurs années passèrent avant que l'on ne sache relier l'œdème cornéen qui survenait sur des yeux implantés avec des implants de chambre antérieure, aux manières de le placer dans celle-ci ou à la forme de ceux-là. Le contact de la surface de l'implant avec la face postérieure de la cornée fut à l'origine de très nombreux œdèmes qu'il fallut secondairement traiter par une greffe. On apprit aussi que la forme et la stabilité de ces mêmes implants influençaient à la longue les cellules de la cornée et restaient capables de provoquer dix ans plus tard un œdème chronique de celle-ci. Ce ne fut qu'avec le retour de l'extraction extracapsulaire du cristallin, laissant donc en place sa capsule, que l'on para à cette redoutable complication, en déposant l'implant cristallinien dans le sac cristallinien, ou devant ce sac, mais derrière l'iris.

Cette aventure extraordinaire fut offerte à ma génération et l'on imagine ce qu'elle y suscita d'interrogations, d'hésitations, d'autocritiques, de retours prudents, voire de découragement, pour définir devant chaque malade l'attitude capable de lui offrir tout à la fois la sécurité et les avantages d'une technicité nouvelle que l'on savait encore imparfaitement maîtrisée et que déjà il réclamait. Est-il utile de souligner combien il était alors délicat de prendre la décision qui convenait ? Mais pencher pour l'une ou l'autre façon d'opérer, la classique ou la moderne, revenait à soupeser notre désir d'entreprendre, variable au gré des derniers résultats que l'on avait enregistrés, favorables ou moins favorables, l'intime capacité de notre patient à s'engager dans une aventure moderne, ou au contraire sa réticence à le faire, et à anticiper ce que seraient, selon le mot de Napoléon, les façons comparées de perdre ou de ne pas perdre la bataille. Vrai dilemme du chirurgien dans ce qu'il a de plus humain, de plus absolu, et qui, plus que le geste sanglant qu'il accomplit, fait la grandeur et l'intérêt de ce métier dangereux autant que captivant. De nos jours, ces tergiversations nous paraissent appartenir à un temps révolu. Les derniers développements concernant l'implantation permettent de proposer à nos patients une solution presque parfaite, d'autant que la phakoémulsification — c'est-à-dire l'émulsification du cristallin par l'usage des ultrasons –, l'autre révolution technique dont nous allons parler, permet d'accomplir au travers d'une incision très étroite l'extraction extracapsulaire du cristallin, la mise en place par la même incision à peine agrandie d'un cristallin pliable et de délivrer le patient des tourments d'une hospitalisation.

Les quatre cent mille cataractes opérées en 1999 en notre pays témoignent de l'extraordinaire diffusion de la technique et de l'adhésion « aveugle » des patients à celle-ci. Il n'en reste pas moins qu'il serait dommageable aux patients que l'on opère d'imaginer qu'une seule technique, aussi « standardisée » soit-elle, puisse tenir lieu de méthode universelle, sans que ses effets ne soient discutés et comparés avec des méthodes plus classiques susceptibles de leur assurer, dans certains cas, davantage de sécurité. En d'autres termes, il est nécessaire que le chirurgien d'aujourd'hui, habile manipulateur des techniques les plus modernes, sache recourir aux vieilles méthodes manuelles de ses aînés auprès desquels il peut encore les apprendre, et autant qu'il en soit temps encore.

À peu près dans le même temps, aux États-Unis, un homme s'accommodait mal de cette nécessité dangereuse d'ouvrir largement l'œil pour en extraire le cristallin. Kellmann, car tel était son nom, rêvait de pouvoir introduire, par incision, un instrument qui délivrerait une force capable de détruire *in situ* le noyau du cristallin. Il songea aux ultrasons. Rien n'était connu de ce que pouvaient provoquer de telles émissions à l'intérieur de l'œil, ni des fréquences ou des temps d'administration tolérables. Avec une belle obstination il se mit au travail et inventa un nouvel instrument destiné à émulsionner un cristallin cataracté avec une sonde émettant des ultrasons et à en aspirer conjointement les débris. Un instrument complexe qui associait à ces deux fonctions la possibilité, *via* un contrôle informatisé, de maintenir grâce à une ligne d'injection intraoculaire une pression constante pendant toute la durée de l'intervention. La phakoémulsification était née. Et avec elle une nouvelle façon d'opérer radicalement originale.

J'ai le souvenir précis de la démonstration qu'était venu nous en faire Kellmann lui-même dans un grand hôtel parisien et de l'accueil à la fois étonné et réservé que manifesta l'auditoire, chacun des chirurgiens présents tentant d'imaginer les perturbations qu'apporterait dans sa pratique l'usage de cet instrument, fort coûteux, dont il devrait apprendre à se servir, avec la certitude que ses premiers essais comporteraient inévitablement des risques qu'il se sentait difficilement capable de faire courir à ses malades. Surtout, l'avantage que soulignait Kellmann, d'une petite incision du globe oculaire, s'il répondait bien au souci de sécurité, en permettant d'émulsionner le cristallin sans perturber la pression intraoculaire et en évitant les risques d'une ouverture large de l'œil, perdait tout intérêt dès lors qu'il s'agissait de l'implantation d'un cristallin artificiel, devenue désormais habituelle. Il était en effet nécessaire d'agrandir l'incision de l'œil initialement étroite pour y glisser un implant rigide dont le diamètre initial recommandé était alors en moyenne de six millimètres et de plus, aisé de le faire avec la méthode classique. Aussi pour beaucoup de chirurgiens d'alors, l'invention de Kellmann, intéressante sans doute, géniale peut-être, ne revêtait-elle que peu d'intérêt. Fiers des prouesses qu'ils obtenaient avec les implants cristalliniens qu'ils avaient récemment adoptés, la perspective d'un bouleversement de leurs habitudes et celle d'un investissement financier important ne leur souriaient guère.

Toutefois, l'invention de notre collègue américain marquait un tournant dans nos manières de concevoir notre chirurgie, et allait devenir l'un des mobiles majeurs de son développement et de ses progrès. Peut-être survenait-elle trop tôt ? Elle devait cependant trouver quelques années plus tard les judicieux bénéfices des idées qui avaient présidé à sa naissance et le nom de Kellmann allait demeurer, aussi glorieusement que celui de Daviel, dans l'histoire de la discipline.

Assez vite, aucun ophtalmologiste n'ignora l'existence de la méthode ; son approche technique séduisante ne laissait personne indifférent ; chacun rêvait de pouvoir en faire l'essai. À l'Hôtel-Dieu, tous nous souhaitions, au moins à titre expérimental, posséder l'extraordinaire instrument. Ce fut un grand bonheur, quand nous obtînmes de l'administration de l'AP-HP la possibilité d'en acquérir un. Aucun investissement de cette importance n'avait jamais été fait pour la chirurgie de la cataracte qui se contentait jusqu'alors d'instruments ordinaires. Les implants étaient déjà considérés comme une nouveauté coûteuse, mais en rien comparable à l'achat d'un phako-émulsificateur. L'opération de la cataracte, dont le coût n'avait pratiquement pas varié depuis Jacques Daviel, abordait une époque d'inflation qui atteindrait ses sommets à la fin du siècle. Inflation imposée par les progrès incomparables qu'apporteraient tous les développements techniques qui entoureraient peu à peu l'usage du phakoémulsificateur.

Sa naissance ouvrit une ère nouvelle dans la chirurgie du segment antérieur de l'œil analogue à celle que devait ouvrir l'invention des premiers vitréotomes pour les chirurgiens du segment postérieur dont tout le savoir-faire serait revu à partir des avantages qu'elle leur apporterait. Les chirurgiens se trouvaient possesseurs d'instruments dont la sophistication exigeait un apprentissage. Jusqu'alors ils tiraient leur adresse de la seule sensibilité de leurs doigts, de la souplesse de leur main au toucher suspendu, de ce « tirer » si léger qu'il en était caresse pour l'organe et, comme telle, d'un très subtil contrôle. L'œil avait, grâce au microscope opératoire, perfectionné à l'extrême ces touches exquises des structures de l'œil. Tout geste était soumis au tact, à la sensibilité profonde du chirurgien si riche de ses traductions mentales alertées, mais seul avec ses perceptions face à l'œil qu'il ouvrait. Désormais une part de celles-ci appartiendrait en propre à la machine, capable de contrôler la pression, les débits de liquide injecté, ôté ; une part à elle déléguée, abandonnée sans que pour autant le jeune initié, à son usage, en ait encore pleinement conscience, persistant à vouloir assumer la totalité de ses responsabilités. D'où un certain désarroi, des contradictions dans les intentions, des gestes inutiles, voire dangereux ; sans compter l'apprentissage de l'art de « vitrectomiser » ou de « phakoémulsifier », actions spécifiques pour lesquelles étaient fabriquées les machines.

J'ai vécu avec inconscience, je l'avoue, les premiers risques de la phakoémulsification. Revenons aux dernières années 1970. Seul l'appareil de Kellmann existait ; c'était celui que nous possédions. Apprendre à s'en servir ne laissait pas d'être captivant. L'assistance d'un ordinateur, pourtant pâle représentant de la série de ceux extraordinairement performants qui suivraient, la compréhension des circuits d'injection, d'aspiration, le dosage de l'effet ultrason, et l'apprentissage de l'émulsification du cristallin après ouverture de sa capsule et sa luxation dans la chambre antérieure de l'œil

— cause alors de tant de nuisances et sur laquelle on reviendrait bientôt – étaient autant de nouveautés que l'on avait hâte de tester. Avec les chefs de clinique, nous comparions nos résultats, échangions nos façons de faire et Jean-Claude Cornic, mon assistant, responsable de l'évaluation de la méthode, partagea avec toute l'équipe l'enthousiasme des premiers jours puis les soucis des complications. Telle qu'il était recommandé de l'appliquer, la méthode conduisait souvent à la constitution d'un œdème de la cornée. L'émulsification du cristallin dans la chambre antérieure en était responsable ; ce constat désobligeant nous conduisit à la pratiquer dans la chambre postérieure, à l'intérieur du sac cristallinien lui-même derrière le plan de l'iris. Ce à quoi nous nous employâmes, avec toutefois la découverte d'un risque nouveau, celui de rompre la capsule, de mêler à notre champ opératoire du vitré et de perdre dans celui-ci des fragments de cristallin. Nous vécûmes ensemble quelques sévères situations qui refroidirent nos élans et qui, d'un commun accord, nous firent préférer dans une majorité de cas le retour à nos bonnes vieilles pratiques d'extraction classique suivie d'une facile implantation. Répétons-le en effet, vis-à-vis de l'implantation, la phakoémulsification ne présentait en ce temps aucun avantage. Aussi l'instrument subit-il un désintérêt collectif jusqu'à ce que de nouveaux développements assurent définitivement son retour triomphant. Il fallut attendre une bonne dizaine d'années. Années pendant lesquelles, allaient s'additionner de nombreuses découvertes et se multiplier les types d'appareils. Les matériaux avec lesquels on produirait les implants, de leur côté, connaîtraient d'étonnantes avancées. Le poly-éthyl-méthyl-acrylate, avec lequel on avait fabriqué les premiers implants cristalliniens serait encore longtemps considéré comme l'un des plus sûrs relativement à sa durée, mais l'idée d'en concevoir de plus petits, afin de les introduire par des ouvertures plus étroites de l'œil, faisait son chemin. La conviction demeurait présente en chaque opérateur que la phakoémulsification ne trouverait son indication naturelle que si l'on parvenait à transformer les implants de telle sorte que l'on puisse les introduire par la petite incision qu'elle autorisait, insigne avantage. De nouveaux biomatériaux virent le jour, tout spécialement sélectionnés sur leur capacité à demeurer souples, qualité permettant de les plier et que conditionnait la phakoémulsification. Silicone, hydroxy-éthyl-méthyl-acrylate, acrylique furent successivement testés pour conduire à plusieurs types d'implants facilement pliables, injectables même dans l'œil par une petite incision cornéenne. Avec leur arrivée allait disparaître l'un des arguments qui contrariaient l'expansion de la technique inventée par Kellmann. Mais non le seul, car bien d'autres éléments allaient intervenir et converger en sa faveur.

André Balaczs, l'un de mes grands amis, biochimiste à New York, avait extrait de la crête du coq une solution dont la viscosité naturelle évoquait celle du corps vitré. Il l'avait identifiée comme étant de l'hyaluronate de sodium. Ses liens avec des ophtalmologistes lui firent tout d'abord concevoir que cet extrait pourrait être, de par sa nature, un excellent substitut. Les chirurgiens de la rétine ne commençaient-ils pas, grâce à l'usage du vitréotome, à faire du corps vitré l'un des éléments responsables du décollement rétinien ? Avec le vitréotome, on en pratiquait l'extraction alors qu'allaient s'imposer de plus en plus des traitements que l'on appliquerait par voie endoculaire. Fallait-il remplacer ce vitré après l'avoir extrait ? On ne le pense plus mais alors qu'on en était à explorer cette voie thérapeutique nouvelle, certains ophtalmologistes s'interrogeaient. Mon collègue Régnault, tragiquement disparu depuis, qui avait travaillé dans le laboratoire de Balaczs, entreprit d'injecter cet hyaluronate après vitrectomie. C'était une bonne idée mais il se révéla que cela n'améliorait en rien l'évolution de l'œil concerné car l'hyaluronate de sodium se résorbait en quelques heures et sa viscosité, sa densité dont on espérait un effet mécanique d'épaulement de la rétine fragile, ne répondirent pas à cette attente. La belle substance transparente de notre ami parut condamnée à l'oubli.

Ce fut le contraire qui arriva. Elle devint, sous le nom commercial de « Healon », l'une des plus grandes réussites pharmaceutiques en ophtalmologie, mais pour un tout autre usage que celui auquel elle était primitivement destinée. Son échec dans le domaine de la rétine retint l'attention des chirurgiens de la cataracte, travaillant dans les mêmes salles d'opération que leurs collègues qui leur avaient confié leur déception. Il vint simultanément à l'esprit de quelques-uns d'entre eux d'utiliser cette jolie matière stérile, bien tolérée, à la manière d'un élément temporaire fixant par sa viscosité la forme de la chambre antérieure de l'œil pendant qu'on y exécuterait les gestes les plus délicats. En effet, toute ouverture de l'œil, même minime, entraîne une hypotonie de ce dernier qui se manifeste par un aplatissement de la chambre antérieure et provoque le rapprochement de l'iris et du cristallin, de la cornée. Les manœuvres que l'on doit effectuer sur le cristallin en sont, de ce fait, rendues très difficiles. Injecter du « Healon » dans la chambre antérieure conférait à celle-ci un durable maintien, pendant lequel on pouvait aisément effectuer la dissection circulaire de la capsule du cristallin, introduire la sonde de phakoémulsification et, en fin d'intervention, renouveler son injection dans le sac cristallinien devenu vide, permettant d'y placer l'implant.

Cet avantage assurait une telle sécurité d'exécution opératoire que tous les chirurgiens trouvèrent indispensable d'user une viscosubstance dans toute chirurgie de la cataracte et par extension dans celle du glaucome, des greffes de la cornée, etc. Ils le firent d'autant plus quand on apprit que, par cet usage systématique, on parait aux causes de l'œdème de la cornée qui avaient compromis si souvent les succès initiaux de l'implantation d'un cristallin artificiel.

La viscochirurgie est née de cet usage d'appoint, se limitant au temps de l'acte et qui regroupe désormais, autour de l'invention d'André Balaczs, une multitude de variétés de viscosubstances originales, adaptées à tel ou tel cas selon le déroulement opératoire. Et à ce point indispensables que je doute fort qu'un chirurgien s'engage à opérer, de nos jours, sans disposer sur sa table au moins de l'une d'entre elles, parmi ses instruments courants.

LE TEMPS DES INTERROGATIONS

La phakoémulsification, riche de tous les perfectionnements dont l'avaient dotée les recherches conjointes des ophtalmologistes et des ingénieurs, avait trouvé sa pleine justification avec la naissance d'implants cristalliniens souples, pliables, que le génie des chimistes et des concepteurs avait mis à notre disposition. En outre, l'avantage qu'elle apportait au malade, en minimisant le traumatisme oculaire, en réduisant la fragilité postopératoire de l'œil, allait conduire à recommander la chirurgie ambulatoire et confirmer rapidement qu'en matière de cataracte, l'hospitalisation devenait inutile. On démontrerait bientôt que ce le serait aussi pour la plupart des interventions oculaires. Les règles de l'anesthésie elles-mêmes s'étaient affinées, conférant aux diverses modalités d'anesthésie locale des effets analgésiques et akinétiques remarquables sans qu'il en résultât un embarras postopératoire notable.

Les avantages que la phakoémulsification apportait en rendaient donc l'indication incontournable. Je le pensais, et cependant son retour en force me confronta, comme la plupart des collègues de mon âge, à l'un de mes plus aigus cas de conscience. J'appartenais en ce temps-là à la catégorie des patrons frôlant la soixantaine, riche d'une expérience de chirurgie classique extrêmement gratifiante. J'avais opéré avec succès, selon les critères admis, une quantité incroyable de patients, de toutes qualités, et il se trouvait que le motif initial de la confiance qu'ils m'accordaient reposait de plus en plus sur les manières d'opérer que j'avais jusque-là apprises, et qui avaient assuré la réputation qu'à tort ou à raison ils m'accordaient. Les collègues de ma génération asseyaient la leur sur les mêmes critères. Toutefois, une évidence s'imposait ; si nous voulions garder cet avantage, il était impossible qu'on négligeât les apports de la phakoémulsification, d'autant plus que nos jeunes collaborateurs y consacraient, portés par l'enthousiasme de l'âge, tous leurs efforts avec les succès que l'on sait, mais aussi les échecs inhérents à tout apprentissage chirurgical.

J'avais vécu, quinze ans auparavant, avec le même emballement, des réussites réjouissantes et pareillement des impasses redoutables dont ma mémoire gardait les douloureux et inhibants échos. J'avais beau penser que les nouveaux phakoémulsificateurs étaient bien différents de celui de Kellmann que j'avais utilisé autrefois, que les commandes en étaient si subtiles que leur usage en était infiniment plus sûr, j'hésitais à me lancer dans un nouveau cycle d'apprentissage dont on disait qu'il nécessitait de pratiquer environ cent cinquante interventions afin d'en dominer tout à fait les aléas, lesquels se soldaient chaque fois par des complications préjudiciables au résultat visuel.

Comment franchir ce cap, avec des patients venus vous consulter sur la réputation que vous étiez un chirurgien sûr, et sur lequel on pouvait compter ? Des patients auxquels j'avais donné ma parole de les opérer personnellement ? Des patients pour lesquels la méthode classique de l'extraction extracapsulaire du cristallin suivie d'une implantation assurait presque à coup sûr, entre mes mains, le succès ? Et pour lesquels mes premiers essais de phakoémulsification, fussent-ils les plus prudents, risquaient de leur faire perdre cet avantage ?

Paradoxalement la position du maître, duquel on attend tout, se retrouvait plus fragile que celle de l'élève auquel on peut pardonner, à cause d'une expérience que l'on suppose moins complète, un insuccès. Il fallait se lancer ou se résigner à abandonner à court terme toute ambition chirurgicale en matière de cataracte. Plusieurs de mes collègues, voyant pointer la retraite à l'horizon, jugèrent que leur art classique les y conduirait sans trop de dommage. Personnellement, cette retraite obligatoire ne me paraissait pas devoir mettre un terme à des activités qui me passionnaient encore, et l'avenir devait me donner raison en me permettant de poursuivre à la clinique Bizet au-delà du terme de mes fonctions à l'Hôtel-Dieu, avec un bonheur évident, mon ouvrage. Il me fallait renouer avec la phakoémulsification. La manière la plus simple eût été, après m'être instruit des modalités d'emploi de l'appareil, de me lancer – comme je l'avais fait autrefois avec celui de Kellmann. Toutefois, il me sembla plus simple de recourir à la modalité d'enseignement la plus élémentaire, celle qui ferait de moi l'élève de l'un de mes élèves. Alain Abenhaïm, mon chef de clinique d'alors, m'apparut comme celui qui maniait avec le plus d'agilité les commandes de notre phako-émulsificateur. Je convins avec lui que l'on opérerait vingt-cinq de mes patients ensemble, les cinq premiers en l'assistant, les vingt derniers en étant assisté de lui. Le contrat fut aisément rempli. J'abandonnais rapidement mes doutes, tandis que j'inscrivais dans mes doigts, mes pieds, les impressions tactiles relatives aux actions mécaniques que délivrait la machine et que je testais leurs effets au niveau des membranes cristalliniennes que je sculptais. L'expérience acquise cas après cas substituait le confort de l'habitude à l'anxieuse approche de comportements inconnus. Redevenu élève, j'en jouissais comme lorsque je l'avais été vraiment, et dans cette jouvence chirurgicale je retrouvais l'élan qui me permettrait de vivre pleinement ma dernière conversion chirurgicale.

De combien de manières avais-je appris à opérer la cataracte depuis mon internat ? Quatre ou cinq, assurément, mais la plus radicalement différente des autres fut sans aucun doute la dernière. Je dois dire qu'elle trancha dans le vif avec une certaine conception de la chirurgie. De manuelles et sensitives qu'étaient les anciennes manières d'opérer, elle est devenue instrumentale, non pas en raison d'une action passive sur l'organe traité, mais par l'efficacité télécommandée, active, autonome qu'on lui attribue et qui risque de dépasser, si l'on n'y prend garde, l'effet recherché. Le chirurgien reste subordonné à la machine qu'il commande de sa main mais qui exécute ce que sa main précisément ne fait plus. Il existe donc un espace entre lui et elle, dont il doit toujours avoir conscience au risque, s'il l'oublie, de se retrouver dans une situation qu'il n'a guère voulue et riche de complications sérieuses. Il est difficile pour un chirurgien dont la main a été l'organe direct des actions de n'en plus user que comme porte-instrument, vibrant, aspirant, injectant, sectionnant, et de conférer aux pieds, autrefois inutiles, un rôle désormais majeur. Mais ce changement se révèle aussi vite rassurant, car les aspects postopératoires des yeux sur lesquels il intervient sont incomparablement plus calmes que lorsqu'il les confiait à ses mains seules et les sentiments de bienfait qu'en ressentent ses malades sont riches d'une gratifi-cation sans égale.

Est-il utile de préciser que cette nouvelle manière d'opérer la cataracte a reçu de la part de nos malades un accueil enthousiaste ? Trop peut-être car son développement lui a valu aussi que l'on se méprenne sur son innocuité. Je ne reviendrai pas sur ce que j'en ai dit dans un chapitre précédent mais plutôt sur le chiffre, déjà cité, de quatre cent mille opérés de cataracte par an en France. Est-ce bien raisonnable ? L'inflation constante qui en ressort voudrait que l'on croie qu'elle est une affection toujours plus fréquente. Certes la population vieillit et la cataracte accompagne la vieillesse. Mais en la matière je préférerais que l'indication d'opérer relève davantage du rôle du médecin, relatif à la vocation qu'il a de servir son malade au mieux de l'intérêt de ce dernier plutôt qu'au nom de la consommation. Autant il est indispensable d'opérer un homme ou une femme en activité professionnelle, même si son acuité visuelle n'est que partiellement réduite, car les exigences de son métier peuvent y obliger, autant il me paraît déraisonnable d'opérer une personne très âgée dont l'acuité visuelle est compatible avec ce à quoi sa vie la confronte. Combien de mes patientes octogénaires, que je protégeais de l'intervention car capables de lire, de se déplacer, d'assumer les petites tâches de leur existence n'ont-elles pas été embarquées sans autre forme de procès vers une salle d'opération alors même qu'on pouvait douter que ce leur fût utile ou craindre même que ce leur fût nuisible ! Le coût pour la Sécurité sociale en est exorbitant. On conviendra que les critères qui président à définir une bonne indication chirurgicale sont tous discutables, mais ce qui ne l'est pas reste le rôle que le médecin doit assumer, respectueux de ses devoirs vis-à-vis de son patient et du service public. Le temps de réflexion qu'il consacre à sa consultation et la décision qu'il prend consacrent la vraie valeur de son métier et méritent d'être honorés au degré qui convient, bien au-delà de ce qu'on l'estime communément. Aucune échelle de valeurs d'acuité visuelle, de pronostic ne permet de se substituer à celui qui recommande l'acte. Seul le chirurgien, en son âme et conscience, en est capable.

Se situant à la place de son patient, s'investissant de la même affection, s'imaginant de même complexion mentale, sociale, souhaiterait-il qu'avec les connaissances qu'il a et les possibilités thérapeutiques dont il dispose, être lui-même, dans les mêmes circonstances, opéré ? Seule vraie question susceptible d'être suivie d'une vraie réponse.

DE PROGRÈS EN PROGRÈS ILLIMITÉS

La discipline a trouvé dans l'opération de la cataracte son drapeau le plus flatteur, parce que l'opacification du cristallin est l'affection la plus commune de l'ophtalmologie. Toutes les familles sont concernées par elle. Elle est non seulement la plus ancienne des maladies oculaires connues mais aussi de loin la plus répandue. Il est normal que les progrès étonnants, intervenus dans son traitement, aient impressionné ceux qui en ont bénéficié mais aussi leur entourage et que chacun en ait à son aise vanté les bienfaits. Il serait injuste cependant de limiter les avancées de l'ophtalmologie à sa seule occurrence. Tous les champs de la discipline ont profité des mêmes découvertes biologiques, de l'efficacité des nouvelles thérapeutiques et sa part médicale s'en est considérément accrue même si, parallèlement, le nombre d'ophtalmologistes médecins s'est progressivement réduit par rapport à celui des chirurgiens. La pratique de ces derniers s'en est diversifiée et d'autres progrès advenus dans leur secteur, pour être moins connus et médiatisés que ceux que l'on a amplement décrits, n'en restent pas moins impressionnants. D'autant plus qu'ils consacrent l'avènement d'un traitement efficace là où il n'était qu'aléatoire, celui du décollement de la rétine par exemple dont j'ai pu suivre, à travers les travaux de mes assistants et tout particulièrement ceux du professeur Dominique Chauvaud, responsable à l'Hôtel-Dieu du département consacré à cette affection, les extraordinaires développements.

Jusque dans les années 1960, je l'ai souligné plus haut, la survenue d'un décollement de la rétine conduisait dans un peu moins d'un cas sur deux à la perte fonctionnelle de l'œil qui en était atteint. Cette séparation pathologique des deux feuillets congénitaux qui, dans leur étroit contact, constituent la rétine est due à des facteurs divers, essentiellement la formation d'une ou de plusieurs déchirures. Le décollement qui en résulte se manifeste par l'apparition d'un voile progressif souvent accompagné de « mouches volantes », d'« éclairs lumineux » et d'une perte de l'acuité visuelle dès que la macula, la zone centrale de la rétine avec laquelle on lit, se soulève elle-même. C'est à Jules Gonin, ophtalmologiste suisse, que l'on doit d'en avoir reconnu vers 1920 l'origine dans l'existence préalable de ces déchirures. On constata alors que la coagulation au cautère de celles-ci, ou leur galvanocautérisation, pouvait provoquer une réapplication cicatricielle de la rétine décollée dans un bon nombre de cas. Dans l'immédiat après-guerre, on constata qu'on améliorait les résultats en portant la zone coagulée au plus près de la rétine décollée par le biais d'une indentation de la paroi oculaire – en formant des plis ou en fixant un tampon de sclère conservée ou un implant de matière plastique sur la sclérotique. On substitua avantageusement au galvanocautère l'effet du froid – la cryocoagulation. Toutefois, malgré ces progrès, trente à quarante pour cent des rétines restaient insensibles à ces traitements qui, tous, n'agissaient que sur la paroi externe du globe oculaire. C'est alors qu'un certain nombre de chirurgiens entreprirent d'explorer d'une façon beaucoup plus précise, anatomique, les conditions de formation du décollement de la rétine, dont on sait qu'il se développe particulièrement sur l'œil myope. Il s'attachèrent à démontrer le rôle qu'y tenait le corps vitré, que l'on tenait jusqu'alors pour un tissu visqueux de remplissage de la cavité de l'œil sans intérêt, et des relations pathologiques qu'il pouvait entretenir avec la rétine. La naissance du vitréotome que j'ai évoquée plus haut, est contemporaine de cette époque. Cet instrument permet d'agir sur le corps vitré, d'en sectionner des brides adhérentes, voire d'en extraire la totalité et de le remplacer par des « tamponnements internes » qui contribuent à la consolidation de la rétine – laquelle n'avait été jusqu'alors sollicitée, afin de se repositionner normalement, que par des actions « externes », c'est-à-dire exercées à la surface du globe oculaire, sur la sclérotique.

La microchirurgie endoculaire était née. Elle allait s'enrichir des méthodes de tamponnements, gazeux, siliconés, du laser endoculaire, des manœuvres de dissection membranaire prérétinienne, prémaculaire qui permettraient désormais de réappliquer pratiquement toutes les rétines décollées et d'obtenir le retour dans quatre-vingt-quinze pour cent des cas d'une vision utile. Je tiens à souligner l'extrême importance des travaux de ceux qui ont permis de tels progrès, et l'effort que leur mise en œuvre exige de la part des chirurgiens qui consacrent leurs talents à la chirurgie de la rétine. L'analyse des décollements rétiniens qu'ils prennent en charge réclame des qualités singulières, mêlant patience, pertinence, expérience. Elle leur permet de définir parmi les actions possibles la stratégie la plus efficace. C'est souvent un pari dont le succès repose sur une bonne utilisation de moyens dont on suppose qu'ils vont provoquer, au bon endroit de la rétine, la cinétique d'une solide cicatrisation. Un pari sans excès mais aussi sans défaut. Un pari renouvelé pour chaque cas, assorti de résultats plus aléatoires que dans tous les autres actes de notre chirurgie et de ce fait imposant parfois plusieurs temps opératoires. Les interventions de ces chirurgiens réclament une extrême précision. Leurs gestes s'accomplissent pour la plupart à l'intérieur de l'œil sous le contrôle du microscope, en atmosphère véritablement « sous-marine » grâce à un éclairage porté à l'intérieur de l'œil alors que des sondes injectent, aspirent, que des microbistouris découpent ou encore des lasers coagulent les tissus malades. Suivre sur écran de télévision le pelage d'une microscopique membrane, délicatement saisie par les mors minuscules d'une pince est un grand spectacle que personne n'aurait supposé possible il y a seulement vingt-cinq ans. Que dire de leur patience, de leur attention lorsque la durée de l'intervention dépasse plusieurs heures ? Que dire aussi de l'audace qui les porte désormais à inciser, décoller, déplacer, greffer des rétines défaillantes en quête d'un soupçon de fonction visuelle chez celui ou celle que le destin condamne à la cécité ? Ils méritent plus que tout autre la reconnaissance des hommes en général et de ceux qu'ils traitent en particulier ; ils ont transformé le score médiocre de leurs aînés ; ils permettent à tous ceux, ou presque, qui se confient à leur talent de retrouver la vue, alors qu'il y a quarante ans, presque la moitié d'entre eux restaient aveugles.

Irai-je jusqu'à dire que le sort est injuste envers ces aventuriers du monde moderne ? Si les médias sont prolixes sur les interventions exceptionnelles, clament les extraordinaires résultats de la chirurgie de la cataracte, accordent un intérêt excessif à celle de la myopie, ils restent très discrets sur cette avancée spectaculaire de la chirurgie de la rétine qui a transformé en vingt-cinq ans la vie et la vue de beaucoup et a pu leur offrir la presque certitude d'une guérison. Sans doute le nombre de patients qu'ils traitent est-il infiniment moindre que celui des porteurs de cataracte, quelques dizaines de milliers, et le nombre de ceux qu'ils guérissent est-il trop faible pour que la rumeur s'en empare. La crainte que ces malades eurent de devenir aveugles, et qui n'effleure guère le porteur de cataracte, les incline-t-elle à la discrétion ?

Seuls ils savent ce que représente le sauvetage de leur œil, la part qu'ils prirent dans l'épreuve du traitement ainsi que la valeur de cette vision qu'ils avaient perdue transitoirement et qu'ils ont retrouvée. Seuls ils savourent la reconnaissance qu'ils portent à l'auteur de cette résurrection.

SAVOIR RAISON GARDER

Aux antipodes de la discrétion, la chirurgie réfractive a envahi les colonnes de nos journaux, les écrans de la télévision, et s'est imposée comme un nouveau chapitre de l'ophtalmologie dont personne il y a trente années n'aurait pu prévoir la naissance. Sous le nom de chirurgie réfractive se cache en effet le traitement chirurgical de la myopie, de l'hypermétropie, de l'astigmatisme et de la presbytie. C'est toutefois la myopie qui fut à l'origine de ce nouveau chapitre de l'ophtalmologie chirurgicale. Jusqu'à des temps récents, son traitement, en dehors de certaines complications, le décollement de la rétine principalement, ne relevait en effet que d'une correction optique par lunettes ou lentilles de contact. Ces dernières présentent l'avantage de traiter en même temps que le trouble visuel le préjudice esthétique qu'un port de lunettes peut causer à des personnes attachées à leur apparence physique. Les lentilles toutefois, pour performantes qu'elles soient sous les deux aspects visuel et esthétique, ne sont pas dépourvues de petits inconvénients et exigent des règles d'hygiène rigoureuses. Promettre à des porteurs de lunettes ou de lentilles, myopes, une méthode qui les en débarrasserait définitivement en les faisant emmétropes comme les gens normaux, fut un rêve caressé en secret par les ophtalmologistes depuis fort longtemps.

Certains d'entre eux avaient imaginé il y a plus de cent ans comment y parvenir : en aplatissant le rayon de courbure de la cornée par le biais d'incisions cornéennes radiaires. Certains, hardiment s'y étaient essayés, avec des résultats douteux sinon catastrophiques. Comme beaucoup d'idées nées trop tôt, celle-ci resta en sommeil jusqu'à la fin des années 1970 quand Fyodorov, un collègue soviétique, la reprit et ouvrit le grand chapitre de la chirurgie réfractive. Avec les moyens dont il disposait alors, lui permettant de prévoir par des estimations mathématiques et physiques les effets des incisions en rayon de roue que l'on appliquerait à la cornée, il codifia une méthode tenant compte de la puissance de la myopie, de l'âge, du sexe du malade, et de plusieurs facteurs oculaires. La « kératotomie radiaire » était née.

Compte tenu de ses effets satisfaisants et des réductions spectaculaires de la myopie, elle eut immédiatement un écho retentissant dans la communauté des ophtalmologistes. Aux États-Unis elle donna lieu à une grande étude afin d'en définir les applications, les bornes, et les indications. Les huit cents millions de myopes de la planète s'imaginèrent jetant leurs lunettes ou quittant leurs lentilles. Si cela ne pouvait être encore la réalité, l'idée en était lancée. On vit naître en effet dans tous les pays développés un engouement considérable pour cette nouvelle branche de notre discipline qui, par ailleurs, ne négligeait pas l'ouverture d'un marché illimité. D'autant plus que la méthode par incisions allait révéler ses limites et ses inconvénients alors que pointaient déjà d'autres façons de concevoir les traitements de la myopie et, également, des autres anomalies de la réfraction. Alors même que prenait son essor la kératotomie radiaire, des ophtalmologistes mettaient déjà en évidence les avantages et les nouvelles perspectives d'un façonnage original de la cornée par un laser ultraviolet, le laser Excimer. Ils ouvraient ainsi, plus largement encore, le champ de la chirurgie réfractive. Ce laser était capable d'aplatir la courbure de la cornée en la remodelant par photoablation, en pulvérisant de proche en proche et selon un programme très précis, le tissu cornéen. Il allait grâce à ses effets d'une grande précision, à sa gestion informatisée, se substituer à la kérato-tomie radiaire et se combiner à des actions de microchirurgie qui lui donneraient une prédic-tibilité remarquable. On put non seulement affiner les méthodes concernant le traitement de la myopie mais entrevoir aussi celui de l'hypermétropie, de l'astigmatisme et même, dans l'avenir, la cure possible de la presbytie. Mouvement chirurgical tel que, sans inquiéter jusqu'à présent l'industrie de la lunetterie, il engage toutefois cette dernière à mêler à ses projets de développement une réflexion le concernant.

J'eus le bonheur de vivre les premiers frissons de cette formidable aventure. J'avais la chance d'avoir à mes côtés l'un des plus ingénieux ophtalmologistes de sa génération, Khelil Hanna. Il m'avait rejoint alors qu'il mettait au point un trépan destiné à la réalisation des greffes de la cornée, qui devait s'affirmer comme le plus raffiné de ceux à notre disposition. Khelil m'annonça, un jour, qu'il avait conçu un appareil susceptible de délivrer le rayonnement du laser Excimer et qui pourrait permettre de refaçonner la surface de la cornée à notre volonté. Il me proposait en quelque sorte d'en mener une évaluation comparative, en regard des recherches qu'accomplissaient nos collègues américains et européens sur leurs propres instruments. J'en acceptais avec enthousiasme le défi, d'autant que les capacités de mon laboratoire se trouvaient parfaitement adaptées à l'examen des effets du rayonnement laser sur la cornée, dont on ignorait alors pratiquement tout. Les études que nous entreprîmes furent parmi les plus excitantes que nous vécûmes ensemble. Nous apportions, dans le contexte de compétition internationale que suscitaient les perspectives d'utilisation de cette nouveauté, des concepts neufs que nous menions parallèlement à ceux de nos concurrents ; nous étions par monts et par vaux pour en défendre les apports, nous instruire de ceux que livraient les autres laboratoires, discuter des avancées respectives. L'une de mes élèves américaines, Olivia Serdarevic, à l'origine de la découverte des premiers effets du laser Excimer sur la cornée, vint régulièrement nous rejoindre à l'Hôtel-Dieu ; je lui déléguai, à New York,

Michèle Savoldelli, spécialiste des coupes ultra-fines en microscopie électronique. L'expérimentation sur le lapin ayant épuisé ses ressources, une étroite collaboration débuta avec George Waring, afin de compléter sur les singes de son animalerie, sise à Atlanta, nos premières études. Khelil alla le rejoindre, puis George vint à Paris commenter pendant un an les études que nous avions réalisées ensemble. Celles-ci gardent le privilège d'appartenir aux premières descriptions qui furent faites des conséquences biologiques des effets du laser Excimer sur la cornée. Elles furent à l'origine des améliorations apportées à ces photoablations dont on comprit qu'il était préférable de les associer à la chirurgie pour en appliquer directement les effets sur le stroma cornéen lui-même et non pas à travers son épithélium de revêtement.

Mon intérêt pour la chirurgie réfractive, aussi grand qu'il fût, se limita cependant à ces investigations de laboratoire. Avec elle naissait une ère nouvelle en ophtalmologie, dont je me félicitais, et un souci différent. Ère nouvelle, en ce sens qu'elle exigeait une spécialisation à part entière et que sa pratique s'inscrivait mal en surcharge de mes tâches habituelles. J'en confiai la responsabilité à mon assistant Jean-Jacques Saragoussi, qui en fit une discipline rigoureuse tant au plan médical qu'éthique – ce dernier aspect n'étant pas le moindre – et dont la réputation le hisse désormais au plus haut degré des compétences internationales. Souci différent, en ce sens que la chirurgie réfractive, aussi séduisante et utile soit-elle, constitue néanmoins un développement marginal par rapport à ce que je considère comme relevant strictement d'une vocation médicale. Peut-être que ma génération cultive spécialement ce sentiment, mais elle reste sourde à la tendance qui porte à considérer que les troubles de réfraction sont une maladie. J'en excepte bien sûr la myopie forte, qui en soi, comporte des risques graves et qui réclame souvent des solutions aux très basses visions qu'elle entraîne avec l'âge ; des solutions classiques d'ailleurs, reposant la plupart du temps sur l'extraction du cristallin, ce que l'on sait faire depuis longtemps, bien avant que l'on ait inventé la chirurgie réfractive – avec les complications que l'on connaît néanmoins et qui continuent à poser de vraies questions médicales quand on s'engage à extraire un cristallin clair, dont aucun indice de cataracte ne compromet la transparence, dans une perspective purement « réfractive ». Pour les autres troubles, auxquels on peut proposer des solutions optiques très efficaces, par la prescription de lunettes ou de lentilles, l'ophtalmologiste se retrouve dans la situation de proposer un acte chirurgical, souhaité par le patient supportant mal son handicap, mais non médicalement nécessaire. Situation comparable à celle que l'on vit en chirurgie plastique, dite esthétique, où changer la forme du nez, des seins, relève plus rarement d'un cas pathologique que d'un souhait esthétique. Les risques encourus n'en sont pas moins certains, et plus radicalement sanctionnés en cas d'échec. S'engager dans cette voie suppose une réflexion approfondie, une expérience chirurgicale éprouvée, et la conviction que les troubles que l'on se propose de corriger méritent vraiment de l'être.

Cette conviction, je ne suis pas certain d'avoir été capable de la partager suffisamment pour accorder à la chirurgie réfractive un temps plus légitimement destiné aux maladies de l'œil, même si l'un de mes collègues britanniques tente vainement de me faire admettre que la presbytie est devenue une maladie, puisque l'on peut désormais chirurgicalement la traiter.

MÉTAMORPHOSES
ET PERMANENCES

Il m'est souvent venu à l'esprit que les souvenirs de ma prime jeunesse, quoique étant fortement gravés en ma mémoire, dérivent de quelqu'un d'autre, un jeune homme dont les actes qu'il accomplissait, les aspirations qui l'exaltaient, l'environnement qui l'entourait, n'ont plus rien de commun avec celui que je suis aujourd'hui. Je ne suis pas loin de penser la même chose relativement à ma carrière d'ophtalmologiste dont les premiers exploits diffèrent totalement de mes derniers engagements. Cette métamorphose qui entretient une part d'incertitude dans l'évocation de ce que je fus, marque chacun de nous, mais sans doute moins encore qu'elle ne marque l'ensemble social qui nous accompagne. On s'étonne ainsi de ce que l'on est devenu, tout en restant indissolublement imprégné par les formes d'éducation qui nous furent proposées ainsi qu'à tous ceux du même âge. Repères partagés par une même génération qui s'est adaptée aux transformations que la société a subrepticement imposées en toutes matières et qui se prend à douter qu'elle fut un jour tellement autre. Mais dont toutefois les réminiscences autorisent, par la distance qu'elles prennent avec les réalités de l'heure, la formulation d'une pensée critique qui n'est pas dépourvue de saveur. La nostalgie n'y est pas étrangère ; elle confère au temps passé des qualités qui ne se retrouvent guère dans le temps présent, et l'on s'en félicite en oubliant que celui-ci demeure cependant l'auteur des traits qui cernent notre dernière image. Il appartient ainsi, aux vagues successives, d'en vivre les effets. Chaque génération vieillissante abandonne les rênes du pouvoir, satisfaite d'un devoir accompli selon des règles qui l'ont servie et doutant que la génération suivante, qui s'empressera de les modifier, puisse maintenir ses honorables objectifs. En cela nous savons qu'elle a constamment tort.

L'étonnante évolution de notre société démontre chaque jour la fragilité de ce fatal sentiment. Est-il encore raisonnable de l'envisager quand nos vies elles-mêmes ont été remaniées à une rapidité folle par l'incidence des inventions majeures de nos temps modernes ? Qu'en penseraient nos ancêtres dont la mort survenait dans un contexte technique très semblable à celui dans lequel ils étaient nés ? Des inventions aussi révolutionnaires que le téléphone, la radio, l'automobile, l'aviation, aussi spectaculaires qu'elles furent, ne modifièrent que lentement le mode de vie de nos parents. La rapidité des transformations de la société dans laquelle nous vivons prend en comparaison une allure vertigineuse. Lequel d'entre nous ne se sent pas soudain dépassé par les sollicitations incessantes d'une société qui lui propose des instruments, dont il a du mal à imaginer l'utilité qu'ils portent ? Du moins, avant qu'une forte pression consommatrice ne l'incite à y découvrir des avantages insoupçonnés par sa vraie et tranquille nature. Il n'existe cependant, je l'ai dit en ouverture, aucune raison de le regretter. Ces progrès sont réels, indispensables, irréversibles. Mais ne s'agit-il pas aussi de les instaurer dans leur pleine humanité ? Au sein de ma pratique, l'esprit animait le geste en tant que le partage de la responsabilité, la puissance du verbe, le goût du dialogue fondaient la relation entre le malade et le médecin. Qu'en est-il aujourd'hui, et qu'en sera-t-il demain ?

Le chirurgien, dont j'ai démontré l'aptitude à s'adapter aux nouvelles techniques qui lui furent et qui lui sont en permanence proposées, ne peut rester indifférent dans son comportement aux nouvelles données de l'exercice chirurgical. Lui, qui fut pendant des siècles l'acteur sensuel des gestes d'incision du corps humain, va devenir progressivement l'initiateur d'un geste télécommandé qui incisera à sa place, certes sous son contrôle attentif, mais en perdant ce rapport intime avec le tissu qui réagissait sous son couteau. Imaginons un Claude Monet jusqu'alors glissant sur sa toile en gestes ardents ses traits de pâte colorée, se convertissant à l'usage d'une machine qui lui permettrait de faire la même chose en la commandant avec ses pieds. J'exagère, me direz-vous. Oui, sans doute, car on ne peut que jusqu'à un certain point comparer un acte chirurgical à une œuvre d'art et l'argument tombe si l'on montre qu'avec une telle machine, le génie de Monet ressort plus grand encore. Or l'abandon de la touche d'artiste du chirurgien s'est révélé en fin de compte extrêmement bénéfique pour lui-même aussi bien que pour son patient, ce qui reste le plus important. La « machine » dans sa sophistication et sa rationalité a imposé des méthodes standard aux gestes et gommé le « style » propre à chaque opérateur. Les perfectionnements apportés aux instruments ont constamment réduit la part d'improvisation et limité les risques de chacun des actes en leur succession immuable et rigoureuse. Le résultat en est que le « score global » de qualité s'est très notablement amélioré. J'ajouterai plus encore. L'inventivité des industriels, associés aux chirurgiens dans la mise au point de leurs instruments, confère à l'exercice un caractère ludique auquel ne résiste guère celui à qui on confie une nouvelle machine et dont il doit tester son talent à la servir. Entre l'œil et le chirurgien s'interpose un merveilleux instrument, doté de multiples capacités, dont le pianotage se traduit par des effets d'une précision inégalée sur le petit organe qu'il traite. Des effets que l'utilisateur apprécie et dont il doit comprendre le principe d'action, les mécanismes, le langage électronique, la sensibilité, les failles qui le transforment peu à peu en un ingénieur amateur. Un troisième acteur survient donc, qui prend de plus en plus de place dans le raisonnement et aussi dans la tendance à se spécialiser à outrance, à s'instituer ingénieur-chirurgien. Certains ophtalmologistes sont ainsi devenus des opérateurs de cataracte exclusifs, qui se réunissent dans des séminaires de « phakomaniaques » car ne traitant que de la phakoémulsification, et négligeant totalement toute autre forme d'activité. Les raffinements qu'ils apportent dans le développement exclusif de cette pratique en conditionnent les progrès constants tout en lui conférant à la fois une sécurité plus grande et une consommation de K opératoires, selon la nomenclature de la Sécurité sociale, qui confinent à l'extravagance.

L'esprit en souffre, il devient déficitaire dans un contexte où le geste devient si performant, mais déserté par le verbe, et d'autant plus que certains chirurgiens, tablant sur la sécurité de la méthode, ne souhaitent rencontrer le malade que pendant un temps très court, nécessaire et suffisant à l'accomplissement de l'acte technique bienfaiteur. Un temps si limité que l'opéré n'en gardera qu'un faible souvenir. Le chirurgien-ingénieur-technicien de la cataracte a pris la place, dans une grande proportion, du chirurgien-médecin qui tient à conserver les responsabilités d'une décision partagée avec son patient, à l'opérer et à assumer lui-même les suites opératoires et l'accompagnement psychologique. Réminiscence sans doute d'une éthique ancienne que contredit la soumission aux normes actuelles d'une grande part des patients qui ne semblent pas se plaindre de cette relative indifférence au dialogue. Pour ma part, je ne puis dissocier de la gratification morale qu'un acte chirurgical apporte au chirurgien, lié à l'avantage qu'il apporte à son patient, cette relation humaine exceptionnelle qui justifie l'engagement d'une vocation médicale. Est-il concevable d'opérer l'œil d'un malade dont on ignore le regard ? La décision d'intervenir repose avant tout sur l'évaluation des avantages que l'on peut offrir au malade en fonction de son âge, de ses tâches, de ses charges et devoirs, tout en les confrontant aux risques que l'opération est capable d'entraîner. Cette responsabilité est engagée, chaque fois, dans une situation singulière qui fait de chaque patient un cas unique et un modèle auquel il est sage de tenter de s'identifier — afin de répondre à la question, capitale, que je ne puis que répéter ici : étant porteur de son invalidité dans le contexte de son état général, quelle solution souhaiterais-je qu'on me proposât sachant ce que je sais et compte tenu de mon expérience ? Nous sommes loin de l'application automatique d'une seule réponse à une donnée pathologique oculaire fût-elle aussi commune que la cataracte. La démarche implique à l'extrême que l'on déconseille à un patient insistant l'indication d'un acte opératoire, au risque de le décevoir.

Nous défendons ici le principe d'une décision médicale partant du chirurgien et offerte au patient afin que, en fin de compte, l'action ou la suspension de cette action soient adoptées par le second à partir des critères dont le premier juge qu'ils sont les plus raisonnables. Elle s'oppose à une attitude de plus en plus fréquente qui inverse le propos. Le patient, informé en abondance des avancées médicales et chirurgicales, vient consulter et réclame qu'on l'opère, avec telle méthode, selon telle modalité, à la manière de sa voisine, ou conformément à ce qu'il a lu sur un site Internet.

Il va de soi que la plupart du temps, après l'avoir écouté, il est aisé de le remettre dans le droit chemin, de confirmer ou d'infirmer la nécessité d'opérer et de le convaincre que la méthode que nous appliquerons sera la plus adaptée à son cas. Mais il se dessine de troublantes modifications déontologiques qui tendent à rompre avec la tradition. Certains de nos confrères n'hésitent pas à prétendre qu'il faut suivre les patients dans leurs exigences et que leur « demande » consommatrice mérite d'être relevée, compte tenu de l'évidente efficacité de nos méthodes, de leur prédictibilité, et des responsabilités qu'ils assument face aux progrès que nous leur proposons. En quelque sorte, l'on renonce à l'engagement de les orienter en notre « âme et conscience » vers la solution qui nous semble, dût-elle être négative, idoine et l'on endosse leur demande puisqu'elle correspond à un acte que nous savons accomplir. Cette situation concerne naturellement l'intervention de la cataracte, la plus commune, mais aussi et surtout la chirurgie réfractive. Des patients, ayant pour la plupart une vision normale avec des lunettes ou des lentilles et qui désirent ne plus les porter, sont ainsi disposés à subir une intervention chirurgicale, d'autant plus que les résultats de celle-ci sont désormais prévisibles et fiables. Il apparaît que la décision d'opérer ne diffère en rien de celle qui concerne les autres affections chirurgicales et nous nous réjouissons que les acteurs les plus réputés de cette frange de l'ophtalmologie en respectent les modalités les plus classiques. C'est toutefois dans cette branche de notre discipline que s'élève une entorse déontologique, laquelle favorise une sorte de fuite en avant fondée sur le raisonnement suivant : puisque nos malades veulent que nous les traitions, suivons leur demande, ne soyons pas plus royaliste que le roi et appliquons *larga manu* les méthodes que nous possédons et qui sont susceptibles de leur donner satisfaction. Logique implacable certes, en théorie, mais qui risque de réduire la part de l'esprit critique à sa portion congrue dans un champ d'activité qui s'adresse davantage à une quête de confort et d'esthétique qu'au traitement d'une tare pathologique évolutive – sachant qu'opérer un œil sain est une décision que l'on pourrait qualifier de plus responsable encore que celle d'opérer un œil malade. À l'extrême un tel raisonnement ne conduirait-il pas à banaliser un acte – rigoureusement médical, puisqu'il « blesse l'œil » –, au point de le confier, si l'on n'en discute plus l'indication, à des techniciens qui ne seraient plus des médecins ? Au mobile de la vocation médicale se substituerait celui d'une consommation médicale s'inscrivant dans le contexte général de notre économie d'abondance. Jusqu'à présent ne bénéficiant pas, à de rares exceptions près, du remboursement par la Sécurité sociale, la chirurgie réfractive y trouve des arguments de liberté dont il n'est pas certain qu'ils n'influencent à terme la déontologie médicale tout court. Ces tendances nouvelles, que les extraordinaires performances de nos moyens chirurgicaux contribuent à diffuser, méritent sans aucun doute une réflexion approfondie car elles n'existent pas *ex nihilo* mais s'inspirent des certitudes que confèrent la prédictibilité de nos actes, leurs risques amoindris et désormais statistiquement quantifiables. Ces risques néanmoins ne seront jamais réduits à zéro, et une complication sévère le démontrera cruellement à celui qui la subira ; il serait alors injuste que le chirurgien en dégage sa responsabilité comme si l'indication de l'acte chirurgical n'avait dépendu que de la seule volonté du malade. D'ailleurs celui-ci est loin de s'engager résolument dans cette voie si l'on tient compte de la métamorphose de son comportement qui a évolué parallèlement à celle de son chirurgien.

J'ai évoqué plus haut le comportement de l'opéré lors de mes débuts, sa soumission à la part fatale et importante des déboires possibles et sa reconnaissance habituelle portée à l'égard du chirurgien qui s'était risqué à l'aider. La presse ne s'intéressait alors que faiblement à nos disciplines, et ne commença à le faire que lorsque les premiers développements apportèrent à nos patients des résultats un tant soit peu spectaculaires. Igor Barrère, médecin manqué, fut l'un des premiers à diffuser des séquences chirurgicales qui passionnèrent une audience jusque-là tenue à l'écart de ce monde cruel et salvateur. On découvrit que le public en était avide, et la suite des événements ne fit que confirmer son intérêt pour un monde secret qu'il abordait généralement sous la lumière crue du scialytique, quand il ne pouvait en éviter le secours, et dans l'ignorance absolue des coulisses. Il en avait peur mais témoignait à son égard d'un immense respect, appréciant à la manière d'une recette magique les guérisons qu'il en obtenait à la condition d'en accepter l'épreuve. Il savait que le succès l'associait à un combat dans lequel il avait sa part, et que la confiance qu'il accordait au chirurgien lui permettait d'en atténuer sensiblement la souffrance. La décision d'être opéré passait par l'acceptation d'une procédure dont il pressentait qu'on en atténuerait les aspérités, mais seulement partiellement car il admettait qu'il lui reviendrait en propre d'en supporter les irréductibles inconvénients. On félicitait le chirurgien pour son talent, son humanité, on félicitait le patient pour son courage. Un lien les unissait qui ne se délierait jamais, qui ferait que le nom de l'opérateur s'inscrirait dans les archives de famille et que le nom du malade que l'on aurait vu chaque matin, pour le panser, le réconforter, viendrait s'ajouter à la liste qui se formait jour après jour dans la mémoire du médecin. Communion d'autant plus grande que l'enjeu était sérieux. Certains actes chirurgicaux frôlaient alors le défi par les risques qu'ils entraînaient ; les complications étaient fréquentes ; les suites opératoires, incertaines ; et la mort, une possible compagne. Même l'ophtalmologie imposait aux malades une hospitalisation d'une dizaine de jours, comme je l'ai dit, lorsque je vivais mes premières années d'internat et si l'enjeu n'était jamais *a priori* vital, il comportait cependant des risques et des désagréments.

Les progrès des pratiques chirurgicales ont radicalement changé, fort heureusement, les conditions de ce rapport du chirurgien et du patient. Ils ont concerné l'anesthésie, la réanimation, les techniques opératoires si diverses en raison de spécialisations extrêmes, les règles d'asepsie, la lutte contre l'infection et la douleur, la prise en charge humaine et financière grâce à une Sécurité sociale extraordinairement généreuse, l'hospitalisation publique et privée désormais concurrentes en modernisme de leurs moyens. J'ai longuement exprimé dans un chapitre précédent la fantastique transformation de l'ophtalmologie, dont la radio, la télévision et les journaux ont relaté chaque étape tout comme ils ont relaté celles de toutes les disciplines chirurgicales. L'auditeur, patient potentiel ou réel, s'est forgé une opinion assez juste sur ce que ces découvertes lui apportaient. Il a pris conscience peu à peu des étonnantes conséquences qu'elles entraînaient sur le plan des résultats et du confort, s'est accoutumé aux récits d'interventions devenues totalement indolores, pratiquées sous anesthésie locale, sans hospitalisation, et d'une efficacité étonnante. Si ces traits schématiques ne concernent pas toutes les pratiques chirurgicales, ils n'en sont pas moins communs à nombre d'interventions courantes. L'ophtalmologie fait partie de celles-ci. Le patient promis à une telle intervention, comme la cataracte pour reprendre ce parfait exemple, exigera qu'on l'opère selon la procédure qui a si bien réussi à son voisin, d'autant plus que ce dernier lui aura parlé d'une vidéocassette que lui a remise son chirurgien, et qui prétend conserver les moments forts d'une opération dont l'originalité mérite, au dire de celui-ci, tous les éloges, puisqu'il est probable que nombre de ses confrères ne la maîtrisent pas encore !

On entrevoit la transformation qui s'est introduite dans le rapport humain. Elle engage une mise en concurrence des capacités des chirurgiens entre eux. On peut la considérer comme salutaire en ce qu'elle incite les opérateurs à entretenir leurs connaissances et à s'adapter aux techniques nouvelles. Elle biaise toutefois sensiblement le dialogue car l'adresse et la compétence d'un chirurgien ne reposent pas seulement sur l'art de conduire une machine, dût-il en tirer les meilleurs effets, mais avant tout sur l'art d'effectuer un acte de soin qui réponde à l'intérêt de son malade – quel que soit le moyen d'y parvenir. Cette décision exige qu'il ait une liberté d'agir totale et qu'il ne soit pas d'emblée confronté aux idées reçues de son malade qui, si elles se trouvent contrariées, invalideront l'acte médical. Il n'y a pas lieu de se plaindre de ce que le malade soit instruit des gestes qui le concernent, au contraire, mais on peut regretter qu'il en tire parfois une assurance peu compatible avec les exigences d'une décision qui, en tout état de cause, dépassera forcément ses capacités d'en saisir la subtile élaboration. On peut regretter aussi l'absence de réserve de certains praticiens, fiers d'un savoir technique encore peu partagé, d'en vanter sans discernement les avantages, en occulter les fatals inconvénients et d'assortir leur comportement d'une publicité capable d'engendrer dans le public de fausses assurances. Il n'est pas certain que ces évolutions des mentalités respectives du malade et du chirurgien améliorent leurs rapports. Non pas qu'il convienne de regretter l'ambiance de mystère qui entourait autrefois l'art de la chirurgie et qui auréolait son possesseur d'un pouvoir singulier auquel il fallait se soumettre aveuglément. En toute logique il convient même de se réjouir de ce que le malade puisse désormais connaître, comprendre les raisons d'une décision chirurgicale, et laisse espérer une complicité plus grande de sa part, allant jusqu'à en accepter les difficultés. C'est là d'ailleurs une entente souvent atteinte, et qui résume dans ses meilleurs aspects les relations entre opéré et opérateur.

Mais, hélas, la situation se révèle non moins souvent inconfortable dans la mesure où de nombreux patients confondent information et vrai savoir, et placent dans quelques mots clés nombre d'idées fausses qui polluent un raisonnement et un comportement dont le chirurgien peut craindre qu'ils lui réservent bien des tourments si les suites opératoires ne sont pas celles espérées. Quarante ans de pratique chirurgicale m'ont permis d'observer cette lente transformation du dialogue entre un chirurgien de plus en plus sûr de sa technique et un patient de plus en plus convaincu de son savoir, omettant l'un et l'autre de se souvenir que leur face-à-face relève d'une aventure humaine aussi forte qu'aléatoire. Convenons donc qu'il ne suffit pas d'énumérer au patient la longue liste des risques possibles avant de l'opérer mais encore de tenter de souligner dans le discours qu'on lui adresse le caractère exceptionnel de la relation qui va se nouer à partir de la connaissance, de l'expérience de l'un et de la confiance de l'autre. En quelque sorte un retour au dialogue dont on souhaite qu'il conserve son pouvoir de conviction malgré l'interposition désormais fréquente entre le malade et le médecin d'un ordinateur crépitant et accaparant, depuis que ce dernier a abandonné la fiche manuscrite sur laquelle il griffonnait son diagnostic tout en observant son malade.

En résumé, s'il est vrai que le passager qui s'embarque dans un avion n'impose pas au pilote ses idées de pilotage, il apparaît aussi raisonnable qu'un patient n'impose pas à son chirurgien ses idées sur l'opération qu'il doit subir ; toutefois, dans l'un et l'autre cas, le passager et le patient ne font qu'exprimer par cette prétention une facette de leur inquiétude. Le devoir premier du chirurgien est d'en comprendre la démarche, d'y remédier et donc d'établir un vrai dialogue médical qui s'adresse à la relation humaine à laquelle s'ajoutera, mais ne se substituera pas, la prestation technique. Celle-ci restant en fin de compte magnifiquement efficace et d'autant plus qu'elle s'assortira d'un accompagnement conforme à une authentique vocation. Rétablir en l'esprit du malade le vrai sens d'un acte, au-delà de ce que les informations lui en auront livré de caricatural et de sommaire, m'apparaît la seule façon de rétablir entre lui et le chirurgien cette indispensable confiance qu'exige le rapport obligatoire qui les lie. Alors verrons-nous sans doute diminuer le nombre de contentieux qui les opposent de plus en plus fréquemment et dont la plupart du temps les causes s'inscrivent dans un défaut de relation. La crise qui voit les compagnies d'assurance refuser d'assurer les risques chirurgicaux, les cliniques et les chirurgiens est la conséquence indirecte de cette dérive générale. La notion de risque encouru que chacun assumait autrefois, conscient qu'il était de la fragilité et de la précarité de la condition humaine concentrée en sa seule et périssable existence semble désormais devoir être partagée par le milieu qui l'entoure, la société qui le protège, les hommes qu'il rencontre, cherchant pour tous ses maux un responsable, que ce soit l'air qu'il respire, le fabricant des cigarettes dont il s'intoxique volontairement, le *hot-dog* qu'il juge trop gras ou le chirurgien qui l'opère. Ce refus de se prendre en charge, et d'accepter que la naissance même nous propulse en un monde truffé d'embûches constitue une impasse dont il faudra bien que nos sociétés tirent les conséquences et y remédient. Les immenses progrès que notre chirurgie apporte, en termes de prestations et de confort, semblent avoir dépossédé les humains de cette part d'engagement qui fait d'eux des êtres conscients que la vie n'est qu'une succession de risques vaincus. Les médecins, les chirurgiens, mais bien d'autres acteurs encore sont là pour le prouver, avec bonheur.

Encore convient-il de ne pas les décourager. Constatons pourtant qu'il devient de plus en plus difficile pour un chirurgien d'engager sa responsabilité dans les cas complexes où les avantages de son action restent hypothétiques. Le recul des indications chirurgicales dans certaines pathologies où l'acte s'avère délicat et ses conséquences incertaines est indéniable. Il est par ailleurs évident que la restriction des garanties que les compagnies d'assurance ajoutent à leurs contrats depuis qu'ont été définis les nouveaux droits des malades, et l'extraordinaire inflation des primes dont elles les assortissent, ne peuvent qu'encourager à seulement traiter les cas ordinaires. À trop prévoir, à trop légiférer, on introduit dans l'équilibre des sociétés humaines des distorsions qui, en fin de compte, se révèlent préjudiciables. « À trop faire l'ange, on fait la bête », Pascal ne l'avait-il pas déjà dit ? N'en arrive-t-on pas à perdre de vue la cause première de la relation d'un malade et de son médecin ou de son chirurgien, qui est d'abord un appel à l'aide dont la tradition voulait qu'il soit entendu sans arrière-pensée, sans hésitation ? Comment supposer désormais que cette réponse *a priori* sincère puisse s'exprimer sans que le praticien ne se sente fragilisé face à un patient dont l'interprétation de cette réponse peut lui réserver beaucoup d'ennuis ?

Il est inutile de rappeler l'influence néfaste sur le cours de la médecine qu'exercent aux États-Unis les avocats spécialisés dans la revendication des malades. Si celle-ci se justifie dans bien des cas, et s'il est parfaitement légitime de sanctionner les actes délictueux, il convient cependant d'en dresser les limites et ne pas transformer l'événement médical, consciemment ou inconsciemment mal compris, en une obligation de réparation profitable. Tout chirurgien digne de ce nom éprouve devant l'échec de sa tentative thérapeutique le sentiment d'un drame inacceptable et compatit au malheur du patient pour lequel il avait, en son âme et conscience, prévu ce qui lui semblait le plus prometteur. Cependant il sait que, si c'était à refaire, la solution qu'il avait proposée garderait sa faveur et que seule « la force des choses », autrement dit le destin, a placé sur sa route l'hémorragie fatale, la bactérie résistante, ou l'accident général imprévu. Aléa thérapeutique dont finalement personne n'est responsable mais qui a pris place dans la décision d'agir et que la législation a pris en compte. Sans doute avec raison, dans la mesure où cette décision d'agir aux conséquences terribles bouleverse les conditions de survie de celui qui les subit. Toutefois l'encadrement de plus en plus oppressant de la fonction chirurgicale, même s'il fait référence à une volonté de généraliser les « bonnes manières », risque de fragiliser un état qui réclame pour être efficient qu'il soit partagé par des hommes particulièrement sereins et libres. S'il est légitime de protéger les malades, de leur garantir les meilleures prestations, encore faut-il qu'on offre à ceux qui les opèrent et délivrent ces délicates prestations les mêmes garanties de protection. Il se révélerait particulièrement préjudiciable à l'évolution de la chirurgie qu'un désengagement de ceux qui la pratiquent n'en entrave le cours. Trop de signaux cependant nous alertent ! Ne voit-on pas nos confrères de chirurgie générale prendre une retraite anticipée, à cinquante-sept ans en moyenne ? Ne voit-on pas fondre le recrutement des internes dans des spécialités telles que la chirurgie viscérale et digestive ? Ne voit-on pas que la dégradation des conditions d'exercice d'un métier qui nécessite quinze ans de pratique, le poids des astreintes physiques et psychologiques, les rémunérations, les obstacles de tous ordres éloignent les jeunes de la carrière ? On en arrive à ne plus former, au sein de l'un des meilleurs systèmes de santé du monde, les acteurs indispensables à son fonctionnement. Situation, il est vrai, qui n'est pas exclusivement française mais qui n'impose pas moins à notre société le devoir de réfléchir à la nature du compromis qui doit unir un chirurgien, aux actes à nul autre comparables, et un malade qui ne peut éviter d'y recourir. De part et d'autre la singularité de leur rapport ne peut éluder la part de responsabilité personnelle qu'ils y engagent avant même de songer à celui qui les lie à la société dans laquelle ils évoluent. Hypothèse optimiste dans une société qui a fait de l'assistance une valeur prédominante, exigible à souhait et qui a prévu d'assurer, dans son désir légitime de charité, une réparation à tous les malheurs de la vie. Cette alternative entre la responsabilité individuelle, fondée sur l'appréciation morale d'une situation qui nous est propre, nous engage, et une responsabilité collective qui s'y substitue, dans laquelle la première se dilue et perd de sa force, favorise les ambiguïtés comportementales qui gomment la netteté des rapports entre les individus. Elle efface aussi la hiérarchie sociale qui autrefois plaçait le chirurgien hors d'atteinte, ce qui, on en convient, était profondément injuste. Mais les temps ont bien changé en ce que le chirurgien de nos jours souffrirait d'être assimilable à tout autre. En tant qu'homme, il l'est bien sûr, ni plus ni moins ; en tant qu'artisan, je le ferais toutefois différent. Il entre, tout comme le médecin, dans la catégorie des grands responsables de la vie des autres. Il n'est pas le seul, bien sûr, et nombreux sont ceux qui conduisent d'un bout à l'autre de la terre des centaines de passagers ou ceux qui pilotent sur les rails des bolides à trois cents kilomètres à l'heure et dont les défaillances sont mortelles aussi bien pour eux que pour ceux qu'ils servent. Toutefois aucun ne vit l'instant partagé avec un organe vivant auquel le chirurgien impose à ses risques et périls et à ceux de son patient, des désordres calculés, et dont il sait, chaque fois qu'il s'est engagé dans un pari, qu'il doit gagner.

Mais comment ceux qui le regardent pourraient-ils imaginer seulement ce qu'il en éprouve ?

PLAIDOYER
POUR LA RESPONSABILITÉ

Je confesserai volontiers que j'éprouve quelque regret de ma décision de ne plus opérer. Il manque une dimension à l'exercice de ma profession. Réduit à n'être plus que consultant, lorsque je constate l'existence d'une cataracte chez l'un des patients, mon esprit me porte à construire le projet de l'opérer et les particularités qu'il présente m'engagent à imaginer telle procédure plutôt qu'une autre pour découper la capsule, le type de sonde qui me permettrait d'émulsifier et d'aspirer plus facilement le noyau cristallinien, ou encore d'exécuter dans un cas particulièrement complexe une greffe de la cornée. Je l'opère virtuellement sachant toutefois que je me résigne à en confier la tâche à l'un de mes élèves qui d'ailleurs fera aussi bien que moi. Mais je dois dire aussi que, depuis cette décision, je sens ma vie plus légère et me surprends à croire que je suis désormais en vacances. Non pas parce que j'ai allégé mon activité médicale mais parce que la disparition des jours opératoires de mon agenda confère aux semaines qui se succèdent une détente que je n'éprouvais pas autrefois. Il est vrai que deux jours hebdomadaires de cette sorte suffisaient à en alourdir l'entier déroulement, non pas qu'intervenir constituât une performance ingrate, au contraire, mais que la prise en charge des malades que je décidais alors d'opérer s'imposait comme une pesante responsabilité, retrouvée chaque lundi. Je n'en éprouvais pourtant aucune gêne dans l'exercice de mon activité chirurgicale et ce n'est qu'en la quittant que cette notion affirma son évidence.

Il faut admettre qu'au-delà de la jouissance indéniable que représente l'acte lui-même les conséquences, qu'il comporte fatalement, contaminent quelque peu la sérénité du chirurgien dès qu'il est sorti de la salle d'opération. Il faut qualifier d'indéniable le plaisir que celui-ci éprouve à l'accomplissement d'un programme méticuleux, à voir se succéder l'un après l'autre ces yeux qu'il va opérer, qu'il sait appartenir à une personne qu'il connaît bien, à en préparer l'approche, y effectuer les gestes convenables et à les transformer selon ce qui a été prévu. Le bonheur est à son comble quand le programme se termine sans incident, ce qui heureusement est la règle. Il est cependant légitime de ne pas trop s'en réjouir car les suites opératoires risquent de ne pas être toujours conformes à ce que l'on en attendait. J'avais toujours personnellement tendance à ne pas m'en féliciter avant d'avoir accompli le premier pansement, le lendemain de l'intervention, sachant que ce geste pouvait réserver des surprises même si dans l'immense majorité des cas il confirmait pleinement la réussite de l'acte exécuté la veille.

Il en va différemment si un incident opératoire survient sur l'un des yeux de la série opérée en une même séance. Il suffit à altérer sans faillir l'ambiance qui règne au sein de la salle d'opération, dans ce qu'il suppose, réserve et engage de suites opératoires et de déceptions. S'il survient, surtout en début de programme, il influence incontestablement le chirurgien et son équipe. « Le diable serait-il présent dans la salle ? », disais-je habituellement en cette circonstance, à une équipe ébranlée qui devait conserver ses atouts. La démarche qu'emprunte alors le chirurgien pour retrouver sa sérénité lui est en effet toute personnelle. Elle s'appuyait, quant à la mienne, sur une analyse rapide, instantanée, des circonstances ayant conduit à l'incident afin d'en évaluer les possibles extensions et les remèdes. Une longue habitude et une pratique déjà éprouvée replaçaient l'incident présent dans le contexte de tous ceux qui l'avaient précédé et dont tout chirurgien garde l'excellente mémoire. De ce fait, ses conséquences prévisibles recommandent les gestes immédiats susceptibles d'orienter le mieux possible l'évolution post-opératoire. Quant à l'effet que cet incident exerce sur l'humeur du chirurgien, il dépend fortement du cas traité. Était-il prévisible, ou ne l'était-il pas ? On imagine aisément qu'une difficulté attendue sur un cas extrême ne surprendra guère celui qui aura anticipé les tactiques qu'il lui opposerait si malheureusement il la rencontrait et qu'il accomplira celles-ci calmement dans un climat sans surprise. Il en va tout autrement si la complication survient inopinément sans qu'on ait pu soupçonner qu'elle se produisît. Dans ce cas précis, en un instant très bref, les perspectives d'un acte au déroulement routinier s'effondrent et laissent place à l'aventure. L'œil est un organe capable de sursauts insoupçonnés même dans les situations les plus ordinaires alors que son anesthésie est parfaite, qu'elle ait été administrée par voie locale ou générale. Je ne connais pas un chirurgien qui n'ait rencontré un jour cet orage oculaire, jaillissant d'une sévère augmentation de la tension interne ou une hémorragie incoercible, contrariant des temps opératoires qui devaient s'enchaîner normalement. Le destin de cet œil en dépend naturellement et il se peut que les conséquences en soient particulièrement fâcheuses sur la fonction visuelle. Certains yeux portés par certains malades peuvent être soupçonnés d'un tel comportement mais ce type d'incident et quelques autres peuvent advenir, avec la même spontanéité qu'un éclair sur un ciel d'azur, dans des cas considérés *a priori* comme tout à fait normaux. Le chirurgien surpris, qui possède tout un registre de parades, applique la recette qu'il croit la plus adaptée pour en limiter les implications – quitte à fermer l'incision de l'œil par laquelle il intervenait, à interrompre le programme prévu et à en remettre l'exécution en un temps ultérieur. Il saura, en fonction de la nature de la complication, faire parfois appel à un confrère plus spécialisé pour achever une intervention si fortuitement compromise.

On l'aura compris, la salle d'opération est

toujours un lieu où se déroulent des événements sérieux, quand bien même les gestes qui s'y accomplissent délivrent avec un heureux pourcentage la guérison aux patients, et que les acteurs qui l'habitent y jouent un rôle dont ils ne perdent jamais de vue qu'il les lie de la façon la plus intime à ceux qu'ils opèrent. Aussi serait-il inexact de penser qu'ils restent, et le chirurgien tout particulièrement, insensibles au moindre incident qui y survient. Leur art est d'en maîtriser les conséquences et de garder un sang-froid qui permette de concevoir rapidement les stratégies possibles et d'effectuer calmement les gestes que suggère leur décision. Qui saurait dire cependant toutes les pensées tumultueuses qui ont agité tous les chirurgiens de la terre dans les moments où ils ont eu à choisir, dans l'urgence, entre plusieurs attitudes et s'engager dans la voie qu'ils considéraient, en fin de compte, comme la plus profitable ? Des tempêtes dont personne ne peut pressentir la violence et qu'ils dominent par leur propre perception des réponses que la nature indocile saura offrir aux gestes qu'ils auront déterminés.

Il est cependant d'autres aspects, particuliers, de l'humeur du chirurgien. Nous avons vu qu'il se montre sensible aux événements qu'il vit en salle d'opération et qu'il ne doit qu'à son expérience d'en assumer pleinement les effets. Si un incident perturbe sa sérénité, il ne s'en veut pas moins capable de retrouver le calme nécessaire à l'exécution de l'opération suivante. Il n'est toutefois pas dépourvu de certaines manies et s'il est un moment crucial, dans son exercice, c'est celui où il aborde la salle d'opération. En ce qui me concerne, j'y arrivais ayant en tête, et dûment consignées, les stratégies retenues pour chacun de mes patients de même que les indications du côté à opérer (essentielles) et les puissances des implants à mettre en place. J'en avais revu la veille tous les détails en relisant les observations concernant chaque cas. Je ne me serais jamais senti à même d'intervenir sans avoir répété mentalement les décisions que j'avais prises dans un contexte toujours singulier. J'aimais retrouver la salle où j'avais l'habitude d'opérer, le microscope opératoire que je savais parfaitement manier, équipé de la caméra qui transmettrait sur l'écran le déroulement de mes gestes afin que mes assistants les suivent avec précision, et surtout l'équipe qui m'aiderait, l'interne, la panseuse et bien sûr l'anesthésiste qui saurait préparer et surveiller mes malades. L'influence qu'avait sur moi cette ordonnance des hommes et des moyens était capitale. Tout ce qu'elle comportait de rassurant m'emplissait d'une paisible capacité d'agir et me permettait d'aborder les cas les plus difficiles avec l'audace qui convenait.

Mais comment qualifier les situations contraires ? Je me souviens d'un jour noir où, arrivant dans mon service, je me préparais à exécuter un programme délicat qui comportait de surcroît deux personnalités importantes – non pas que certains cas revêtent plus de valeur mais ils obligent à faire aussi bien qu'avec les autres. Or quel ne fut pas mon désappointement lorsque l'on m'apprit que « ma » salle d'opération (j'étais alors le chef du service) était indisponible pour des raisons techniques, que celle où l'on m'invitait à opérer disposait d'un microscope opératoire que je n'aimais pas, que l'interne serait en retard, et que l'anesthésiste désigné semblait absent. Exemple typique de ce qui arrive de temps en temps et qui vous donne l'envie de renoncer au programme prévu. Ce que l'on ne fait pas, bien sûr, d'autant que l'interne a fini par arriver, que l'anesthésiste a consenti à apparaître et que le microscope n'était pas aussi mauvais que je le disais. Le programme s'est d'ailleurs parfaitement déroulé sans que quiconque ait gardé le souvenir que je l'avais abordé d'assez méchante humeur. C'est dire combien les habitudes participent à l'aisance chirurgicale et combien tout ce qui les contrarie complique notablement son exercice. Il faut comprendre que le moindre changement dans la pratique des actes que l'on accomplit en salle d'opération peut influencer le cours d'une intervention. Être correctement assis, sur un siège maniable, posséder un microscope opératoire dont on a l'habitude, y effectuer une mise au point parfaite à tout moment, avoir un pédalier par lequel on manie le phakoémulsificateur avec précision, être servi par un aide habitué à vos manières de faire et une panseuse compétente, sont un luxe nécessaire auquel il est difficile de renoncer. Aussi passer d'une salle à une autre, même si elles sont semblables, constitue une contrainte, et si elles sont dissemblables en équipement et en disposition, une contrariété. Ainsi se dessinent les manies du chirurgien, et ceux qui l'aident les acceptent en lui délivrant les instruments qu'il préfère, les accessoires qu'il distingue, tout l'honneur revenant aux panseuses d'en retenir la singularité et de contribuer à leur efficience. C'est à ces conditions qu'une sorte de routine s'installe qui permet à la fois au chirurgien une grande liberté d'esprit et une concentration exclusive sur le champ opératoire. Lorsqu'il sort de cette ambiance, il sait qu'il se fragilise au moins par l'idée qu'il s'en fait. Il se doit alors de rassembler le plus grand nombre d'atouts le sécurisant. Appelé de fréquentes fois à l'étranger, il me fallut ainsi concevoir une nouvelle « mise en scène » pour que les conditions opératoires ne diffèrent par trop de celles que je rencontrais habituellement et emmener avec moi une équipe chirurgicale rompue à mes façons.

Peut-on dire que le programme opératoire et la personnalité des patients influencent le chirurgien ? Il serait présomptueux de le prétendre. Il va de soi qu'un œil en vaut un autre et que les conséquences anatomiques et visuelles d'une complication s'y expriment avec la même intensité. Toutefois il serait erroné d'en déduire que la qualité du sujet qu'on opère reste indifférente au chirurgien. Chaque intervention oblige à abstraire de chaque patient tout ce qui le relie à la société afin de le replacer au rang ordinaire d'un malade et de le traiter avec une équanime simplicité en évacuant du propos l'amplification que pourrait trouver, si le destin le voulait, une issue malheureuse. À cette situation que ma carrière m'a souvent offerte, j'ai opposé des moyens fort simples consistant à me répéter inlassablement, à imaginer visuellement le cours, la succession des gestes que j'allais accomplir dans la seule perspective de conforter l'assurance avec laquelle je les enchaînais communément et celle avec laquelle j'étais certain de les enchaîner. Oubliant tout contexte sensible comme je dus le faire en opérant ma mère qui en avait exprimé le désir, sachant combien l'œil, dès qu'il subit l'isolement du champ opératoire, accapare toute l'attention au point de nier l'existence de celui auquel il appartient.

LES BLESSURES DE LA MÉMOIRE

Je me souviens d'avoir croisé dans la bibliothèque de l'hôpital Cochin, alors que j'y étais stagiaire, l'un de ces grands chirurgiens retraités qui consultait avec un plaisir certain les registres sur lesquels il avait consigné les comptes rendus de toutes les opérations qu'il avait réalisées là pendant sa longue carrière. Moi-même et mes camarades nous nous gaussions un peu de ce vieil homme qui avait eu ses heures de gloire et dont nous restions bien incapables de comprendre les motivations. Il manifestait alors une telle attention à la relecture de ses actes d'antan que l'on ne pouvait douter du bonheur qu'il éprouvait à en revivre les moments forts et les émotions qu'il en avait tirées. Me trouvant désormais dans une position où les motifs qui le ramenaient souvent en cette bibliothèque me sont plus compréhensibles, je parierais fort que les interventions dont les issues avaient été les plus hasardeuses ou les plus malheureuses l'attiraient davantage que celles qui s'étaient déroulées sans encombre. Le chirurgien est ainsi fait qu'il abandonne à l'oubli les milliers de cas qu'il conduisit au succès pour ne garder que les quelques dizaines dont les évolutions meurtrirent à jamais son souvenir. Certes les premières justifient sa carrière, mais les secondes eurent un tel retentissement sur son exercice, exigèrent une tel ressassement, que sa mémoire en demeure marquée.

Ainsi je n'oublierai jamais cette jeune mère, qu'alors chef de clinique j'opérai d'un œil sous anesthésie générale, et qui ne s'en réveilla pas. Le long après-midi où je l'accompagnai dans le service de réanimation a pris l'apparence d'un engramme cruel et indélébile. D'autant plus que j'appris qu'elle laissait trois enfants en bas âge. Je n'avais aucune responsabilité dans l'incident qui avait causé sa mort sinon que je l'avais engagée à se faire opérer avec toute la conviction dont j'étais capable. Je traînai pendant des jours et des nuits les affres de cet engagement. Je n'oublierai jamais cet homme de soixante ans, qui n'avait plus qu'un œil et qui, menacé de cécité, avait accepté que je tente de le faire revoir en réalisant, sur cet œil unique, une greffe de cornée. Alors que tout se déroulait normalement et que je m'apprêtais à placer sur sa propre cornée trépanée le greffon transparent et prometteur, une hémorragie profonde, abondante apparaissait en son œil, en expulsait tous les nobles tissus par l'orifice de trépanation et détruisait à jamais ses possibilités de voir. Demandez-moi son nom, je pourrais vous le dire tant il reste gravé à jamais en ma mémoire. De même que celui d'une charmante jeune fille, atteinte d'une affection congénitale l'ayant déjà rendue aveugle d'un œil, que j'opérai pour des raisons impératives de son second œil et qu'une même hémorragie « expulsive » rendit définitivement aveugle.

Il y a dans ces conditions imprévues, et heureusement fort rares, une source de malheur pour le patient et de douleur pour le chirurgien, irréductible. Le patient les craint instinctivement ; elles participent de son anxiété habituelle à l'approche d'une intervention. Le chirurgien les redoute pour en avoir vécu la réelle incidence et les inéluctables conséquences. À un autre égard, l'infection postopératoire réserve d'aussi terribles conséquences. En toutes chirurgies, le développement d'un germe pathogène dans un foyer récent est préoccupant. Il l'est tout particulièrement dans l'œil opéré où il peut produire en quelques heures, malgré l'administration précoce et colossale d'antibiotiques, des dégâts irréparables et par conséquent les raisons d'une cécité, parfois même d'une perte physique de l'œil.

Chaque chirurgien, en fin de carrière, peut évoquer une dizaine de cas d'infection bactérienne fulgurante (endophtalmie), ayant anéanti un travail par ailleurs sans défaut. La semaine de combat sanitaire qu'impose un tel accident prend l'aspect, dans la mémoire du malade et de l'ophtalmologiste, d'un cauchemar inoubliable. S'il est vrai que la majorité des sujets conserve désormais une part d'acuité visuelle à l'issue d'un épuisant traitement, beaucoup trop restent définitivement aveugles de l'œil infecté. Évoquerai-je ce patient étranger, déjà opéré à maintes reprises et sur l'œil duquel s'imposait un acte complémentaire ? Il avait consulté les meilleurs spécialistes de la terre et s'était arrêté à la décision de se faire opérer par mes soins pour des raisons diverses. Il ne s'agissait d'ailleurs que d'une intervention très limitée, une reprise en quelque sorte d'un geste qui était demeuré inabouti. Ce patient, fort intelligent et diligent, avait préparé son intervention avec une minutie inhabituelle. Il avait souhaité que nous prélevions ses sécrétions nasales, oculaires bien sûr, mais aussi urinaires, etc., afin d'en connaître les flores microbiennes. L'ensemble étant négatif, je l'opérai. Tout se déroula comme prévu et j'avais pour témoins ce jour-là nombre d'observateurs, venus de France et d'ailleurs, qui purent constater que la reprise de l'intervention avait été aussi simple que démonstrative. Je m'empressai d'en rapporter le cours au patient qui avait souhaité être endormi. Dès son réveil je pus le rassurer et lui dire ma satisfaction du devoir accompli. Las ! Quelques heures plus tard une infection fulgurante de son œil opéré, à partir d'un germe résistant se déclarait dont on ne put, malgré un traitement de choc, venir à bout. Le patient en perdit la vue et son œil. J'en fus horriblement meurtri et je consacrai comme à l'habitude beaucoup de temps à accompagner ce deuil d'une vision que nous avions voulu sauver et que lui-même vivait difficilement.

Si j'ai voulu rapporter ces exemples, ce n'est pas pour effrayer les candidats à une opération, mais pour souligner que, dans une procédure qui comporte comme objet un organe vivant, les facteurs qui accompagnent l'acte ne relèvent pas d'une stricte analyse mathématique mais plutôt d'une mise en jeu des mobiles de la vie, toujours aussi mystérieux dans leur enchaînement. Cette part irréductible du destin qui accompagne toute entreprise humaine, il appartient au chirurgien d'en faire part au patient et de le convaincre que tout sera fait pour la réduire – ce que démontrent les étonnantes performances de la chirurgie moderne, presque toujours triomphante. Mais il revient au patient d'accepter ces aléas que comportent des actes difficiles et que tente de réaliser pour lui le chirurgien parfaitement conscient des risques qu'il assume et dont il se sent responsable. Il s'agit pour l'un et l'autre de se situer toujours en cette humaine condition qui ne fait ni de l'un un dieu ni de l'autre une victime mais des deux des êtres réunis par une communion sans égale.

Tous les actes chirurgicaux heureusement n'ont pas les conséquences redoutables que je viens d'énoncer à travers les quelques exemples que j'ai vécus. Mais il en est d'autres aux conséquences plus limitées. Ils ponctuent régulièrement une activité grandissante. Il faut savoir que la communauté des chirurgiens en analyse constamment l'incidence afin d'en regrouper les circonstances et d'en corriger les effets. Il apparaît que les incidents relèvent la plupart du temps de l'enchaînement de nombreux petits facteurs, dont chacun aurait dû normalement ne pas exister, et dont la somme peut engendrer un drame. D'où la politique drastique qui s'impose au monde chirurgical. Les règles de stérilisation, d'hygiène des salles d'opération, les procédures d'approche et de sortie des salles, l'utilisation de matériel jetable — casaques, champs, instruments, liquides, bistouris, sondes — témoignent de cette réglementation qui anime tous les protagonistes dont les actes sont désormais obligatoirement inscrits sur des registres officiels. L'utilisation de machines très élaborées qui ont transformé la pratique de la chirurgie comporte aussi pour contrepartie qu'elles soient en parfait état de marche. Or d'un usage simple en apparence, d'une conception complexe en réalité, elles peuvent exiger, au cours des interventions dans certaines disciplines, la présence de manipulateurs spécialisés qui garantissent leur fonctionnement en libérant le chirurgien de cette responsabilité. Ce n'est pas le cas en ophtalmologie, où il ressort que le chirurgien doit être capable de vérifier que les instruments qu'il utilise sont en état de marche. La *checklist* préopératoire est, il est vrai, facilitée par les constructeurs qui ont mis au point des contrôles automatisés, gérés par un ordinateur incorporé, et qui garantissent leur fonctionnement. Rien n'écarte cependant les pannes imprévues qui peuvent influencer les décisions du chirurgien quant au déroulement de l'intervention et le conduire à modifier la stratégie initialement programmée, à accomplir un nouveau geste opératoire, voire à différer le résultat dans le temps, nul n'étant tenu à l'impossible dans les situations les plus méticuleusement anticipées, sachant qu'on ne pourrait le lui en faire reproche que dans la mesure où il ne se serait pas préparé à agir avec l'habituelle obsession qui le caractérise.

Il y a en effet un caractère obsessionnel dans la démarche du chirurgien qui, plusieurs jours par semaine, œuvre de ses doigts et de ses mains sur le corps de son prochain. Je n'oserai pas aller jusqu'à insinuer qu'il adopte une démarche psychasthénique à par trop vérifier ses préparatifs. Mais je connais beaucoup de mes collègues qui en partagent un peu l'inclination. Moi-même ? Certain jour sans doute, relançant alors mes collaborateurs pour savoir si l'on a bien averti Untel du changement de technique opératoire, Unetelle du déplacement horaire d'un malade compte tenu des difficultés que son dossier présente et de la préférence que j'ai de commencer par les cas faciles et de finir par les plus compliqués.

Un bruit de fond qui fait que l'on n'est jamais très loin de la salle d'opération et que l'on y prévoit déjà le programme de demain alors qu'on quitte tout juste celui que l'on vient d'accomplir.

L'ASCÈSE ET LA NUANCE

Il est important d'évoquer le retentissement de la fonction de chirurgien sur la vie privée. J'ai déjà dit combien elle engendrait de gratifications. Il n'est pas banal d'être l'acteur du bonheur des gens, car les raisons de la chirurgie reposent sur l'opportunité de pouvoir offrir à un patient la solution à l'un de ses problèmes majeurs, de le conduire à la guérison. C'est d'ailleurs pourquoi celui qui le pratique abandonne si difficilement ce métier exaltant, qui lui réserve à la fois tant de joies et d'inquiétudes. Ce magnifique métier conditionne le reste de son existence, lui impose des contraintes mais donne un sens à ses jours, établit une symbiose entre les conditions de sa vie professionnelle et sa vie tout court. Le chirurgien sait en effet que l'épreuve est là, régulièrement programmée sur des semaines ou des mois d'avance pendant lesquels il devra, cas après cas, produire tout de son art s'il veut aussi bien guérir les patients qui lui ont accordé leur confiance que se rassurer lui-même — entendons par là la sorte de satisfaction que l'on peut retirer d'avoir donné le meilleur de soi.

Or se peut-il que l'on risque un tel pari sans se sentir au mieux de sa forme physique ? Pour ma part, j'en doute ; et j'ai toujours accordé à celle-ci mes plus grandes attentions, non seulement dans l'hygiène courante de l'existence facilitée par mon indifférence au tabac et aux joies de la table, mais aussi dans l'organisation de l'activité hebdomadaire en ne me faisant accepter que rarement une sortie la veille d'un programme opératoire. Non pas qu'il soit impossible de sortir avec des amis, de dîner raisonnablement, de goûter un vin vieux et de réduire son sommeil d'une petite heure, mais qu'il soit désagréable le lendemain si quelque inconfort en résulte d'éprouver, ne serait-ce que mentalement, une diminution de ses capacités à répondre à tout ce que peut réserver un acte opératoire. Je pense qu'il en est ainsi pour tous ceux qui se trouvent investis d'une responsabilité écrasante. En est-il de plus grande que celle qui consiste à ouvrir le corps de son prochain, ne serait-ce que son petit œil ? N'ai-je pas entendu souvent dans ma famille des lazzi – « Il est insortable parce qu'il prépare son contre-ut ! » –, faisant allusion à ma chirurgie du lendemain, alors qu'une fois de plus je déclinais l'offre alléchante d'une sortie parisienne ? Ou lorsque la déclination était impossible, les reproches que je m'attirais d'avoir quitté nos hôtes avant même que d'en avoir été prié !

Si le corps doit être disponible, l'esprit doit lui-même être ménagé. L'hygiène de vie est en la matière primordiale mais aussi tout ce qui peut équilibrer, et par là compenser, l'intoxicante attraction du métier. C'est sans doute ce qui explique l'habituelle érudition de nombreux médecins et chirurgiens qui cultivent avec efficace quelque violon d'Ingres. Je ne doute pas qu'ils en tirent les raisons d'animer utilement leur vie personnelle et celles d'entretenir un tranquille humanisme dont profite tout aussi bien leur vie professionnelle. Pour ma part, je ne me suis jamais rendu à l'hôpital sans avoir disposé d'une heure de lecture tôt matin, consacrée à des textes depuis longtemps choisis et dans des variétés d'intentions très motivées. Je dois, entre autres, à la Pléiade, dont la presque totalité des volumes me fut offerte par mes patients désireux de me faire un cadeau, des heures inoubliables ! Ce sas culturel matinal séparant un milieu virtuel de celui que je devais aborder quelques instants plus tard, ô combien matériel, non seulement me fut et m'est mentalement indispensable, mais en outre porteur d'une élucidation plus aisée de la condition humaine à laquelle j'étais intimement mêlé.

Dans un ordre tout différent, oserai-je dire, la pratique de l'équitation fut pour moi l'occasion d'améliorer indirectement ma façon chirurgicale. L'équitation est un sport fascinant par la nécessité qui implique que l'on soumette un animal capable par sa force de refuser tout ce qu'un homme lui demande, *a fortiori* de le porter sur son dos, et que cependant au terme d'un long apprentissage l'on domine par le simple contact mesuré d'un mollet ou un serré des doigts imperceptible. Toutefois cette masse vivante est à même, chaque instant, d'une réaction imprévue et violente qu'il faut avec sang-froid dompter. Le même sang-froid que réclament certaines situations chirurgicales qui m'ont fait dire souvent à mes assistants que l'œil partageait avec le cheval le même éréthisme. Sur une monture, il faut opter en une fraction de seconde pour la solution qui évite la chute, en salle d'opération il faut trouver une réponse rapide au problème posé, attitudes similaires où l'on se doit d'ignorer le trouble que chacune d'entre elles impose au corps ou à l'esprit surpris. L'une et l'autre pratique relèvent aussi d'un compagnonnage comparable, celui qui lie l'élève au maître à travers la transmission de gestes, dont on ne peut apprécier que tardivement l'efficacité sur l'objet qu'ils traitent. La peur initiale du jeune chirurgien n'est pas si éloignée de celle qui accompagne le cavalier débutant. Toutes deux ne se dissipent que lentement, mais lorsqu'elles sont complètement dominées, elles laissent place à cette assurance tranquille que possèdent le praticien et l'écuyer confirmés.

Pareillement, j'ai longtemps pensé qu'une bonne prédisposition au dessin était indispensable à l'exercice de la chirurgie. Savoir situer par le regard l'exact rapport des objets dans l'espace me semblait être une condition favorable. Reproduire avec le bistouri une incision ne comportait-il pas une grande analogie avec le tracé d'un trait au crayon ? Mais de nombreux exemples de chirurgiens très adroits et ne sachant guère dessiner m'ont démontré le contraire. Au moins pour ma part ai-je toujours assimilé, au geste que je traçais sur un œil, la grâce de celui que le crayon dépose sur le papier à dessin, ou de celui du pinceau dans l'aquarelle, attribuant à l'aspect esthétique de l'acte une valeur essentielle. Cela m'avait frappé au cours de mon internat de constater les différences existant entre les manières de mes maîtres et l'attachement qu'ils portaient ou ne portaient pas à l'apparence terminale de leur opération. Non pas qu'il en résultât des avantages inégaux, mais que le sentiment d'un bel achèvement ajoutât à ce qui avait été accompli une note de satisfaction inégalable. Détail que ne démentirait aucun artisan, quel que soit le métier auquel il appartienne.

Preuve de la diversité des caractères et de l'extrême variété des éléments sur lesquels se construisent des talents dont les nuances seules différencient les ouvrages.

UN COMBAT SANS FIN

« Le chirurgien, disait Paul Valéry, a l'avantage d'ajouter à ce que tout le monde possède, la plume et le crayon, le bistouri. » C'est cet avantage qu'il perd lorsqu'il abandonne le bistouri, mais il lui reste comme à tout le monde la plume pour le dire et finalement, en le disant, l'occasion de se consoler de n'être plus chirurgien. La relation de son aventure, des raisons qui le conduisirent à embrasser cette carrière si particulière, d'en avoir vécu tous les aspects, lui permet d'en accepter sagement la conclusion comme il accepte ce qu'inéluctablement l'âge promet.

L'étape fut rude, il est vrai, mais vécue lucidement et provoquée avant qu'elle ne s'imposât. Souhaitons qu'il en soit ainsi pour tous les renoncements qui s'annoncent. Savoir anticiper, ne serait-ce pas le secret d'une dernière jouvence ? Se sentir encore capable d'accomplir les actions abandonnées, une dernière liberté ? Et puis mesurer ce que fut l'incroyable progression technique de notre temps et son influence sur les hommes n'est-il pas source d'un insatiable étonnement ?

L'étudiant que je fus eût-il été capable d'en imaginer le centième ? Une baguette magique a transformé ses manières de faire, a rendu ses audaces de tranquilles habitudes, a cadencé son savoir au point d'en accélérer jusqu'au vertige le rythme, et enfin l'a lancé dans une compétition effrénée au risque de l'essouffler et de lui faire perdre, à travers les instruments de son art, le regard de son patient. Elle persiste et signe en offrant à ses successeurs des perspectives inouïes mêlant au geste raffiné les promesses que délivrent la pharmacologie, la génétique, la biologie cellulaire. Ne parle-t-on pas d'une hyper-vision, telle que jamais homme n'en connut de semblable en aucun temps, et dont les performances mêmes restent hypothétiques ? Que fera-t-il de ses vingt dixièmes d'acuité visuelle en un monde où l'image sera de plus en plus reine et virtuelle ? N'espère-t-on pas ressusciter les fonctions perdues d'un œil agonisant par l'apport de cellules souches ou embryonnaires quand l'on aura compris les subtilités de leurs surprenantes capacités à régénérer des tissus ou des voies nerveuses ?

Mille chemins canalisent le dynamisme et l'enthousiasme des dizaines de milliers d'hommes que la passion lie à l'œil. Ces chemins les conduiront vers des prouesses plus étonnantes encore que celles que j'ai connues. Au risque sans doute d'accroître la distance qui sépare ceux qui en auront le bénéfice et ceux pour lesquels elles resteront inaccessibles. Peut-on oublier, en effet, que sur les quarante millions d'aveugles et les cent quarante millions de malvoyants que la terre abrite, quatre-vingt-dix pour cent habitent les pays en voie de développement ? Sachant pourtant que soixante-dix pour cent de ces handicaps seraient ou curables ou évitables, qu'en est-il présentement et qu'en sera-t-il alors ? Est-il concevable que la magie transforme la vie des uns et ignore les autres ? Quelle mondialisation permettra à la fois d'améliorer nos capacités de guérir et de réunir les moyens d'en généraliser les bienfaits ? Immense défi dont on ne sait si l'avenir saura y répondre, alors que la population du globe, dont la durée de vie s'accroît, même chez les plus démunis, grossit de trois millions d'aveugles supplémentaires chaque année et que l'intolérance jette çà et là les brandons d'une guerre sans merci. Vaste programme exigeant la prise de conscience de l'humanité entière et qui m'offre, alors que j'ai abandonné ma casaque de chirurgien, une nouvelle raison d'engagement tant il est vrai que compte pour un homme de relever des défis.

Si j'ai trouvé sage d'abandonner celui qui me portait à opérer les hommes individuellement, combien il m'apparaît utile de relever celui qui peut permettre de les opérer collectivement là où nul apparemment ne pourrait le faire. C'est le sens des actions que me permet d'entreprendre l'Organisation pour la prévention de la cécité dans quelque vingt pays défavorisés où l'acte chirurgical n'est pas un acte dû mais la plus belle espérance qu'un aveugle puisse entrevoir. Une espérance qui rend un le geste et l'esprit.

TABLE

Composition : Facompo, Lisieux

Dépôt légal : janvier 2003
N° d'édition : 7381-1232-X